ENTSAFTEN SIE IHRE LIBIDO

Steigern Sie die sexuelle Leistungsfähigkeit auf natürliche Weise durch Entsaften

MAXIMILLIAN ZIMMERMANN

INHALTSVERZEICHNIS

Einführung

Lieber Leser,

Willkommen bei ENTSAFTEN SIE IHRE LIBIDO einem umfassenden Leitfaden zur Steigerung Ihrer sexuellen Leistungsfähigkeit und Vitalität durch die Kraft des Entsaftens. In diesem Buch begeben wir uns auf eine Reise, um zu erkunden, wie die Fülle an Obst, Gemüse und Kräutern der Natur Ihre Libido wiederbeleben, Ihre Ausdauer steigern und die allgemeine sexuelle Gesundheit verbessern kann.

Heutzutage kämpfen viele Menschen mit Stress, Müdigkeit und den Anforderungen des täglichen Lebens, was sich negativ auf ihr sexuelles Wohlbefinden auswirken kann. Anstatt auf synthetische Nahrungsergänzungsmittel oder invasive Behandlungen zurückzugreifen, bietet ENTSAFTEN SIE IHRE LIBIDO einen ganzheitlichen Ansatz zur natürlichen Revitalisierung Ihrer sexuellen Gesundheit.

In diesem Buch werden Sie eine Fülle von Informationen über die Vorteile des Entsaftens für die sexuelle Leistungsfähigkeit entdecken, darunter:

- Den Zusammenhang zwischen Ernährung und sexueller Gesundheit verstehen: Erfahren Sie, wie sich die von Ihnen konsumierten Lebensmittel auf Ihre Libido, Ihren Hormonspiegel und Ihre allgemeine sexuelle Funktion auswirken können.

- Erkundung der Wissenschaft hinter dem Entsaften: Tauchen Sie ein in die ernährungsphysiologischen Eigenschaften von Obst, Gemüse und Kräutern, die das sexuelle Verlangen, die Erregung und die Leistung steigern können.

- Kreieren Sie köstliche und nahrhafte Saftrezepte: Erschließen Sie das Potenzial der Aphrodisiaka der Natur mit einer Sammlung köstlicher Saftmischungen, die die Libido steigern, die Energie steigern und die sexuelle Vitalität unterstützen sollen.

- Integrieren Sie das Entsaften in Ihren Lebensstil: Entdecken Sie praktische Tipps und Strategien, um das Entsaften in Ihren Alltag zu integrieren, von der Auswahl der besten Zutaten bis hin zur Maximierung der Vorteile Ihrer Säfte.

- Berücksichtigung häufiger sexueller Gesundheitsprobleme: Erhalten Sie Einblick in natürliche Heilmittel gegen erektile Dysfunktion, geringe Libido und andere Probleme, die die sexuelle Leistungsfähigkeit beeinträchtigen können, unterstützt durch wissenschaftliche Forschung und Expertenrat.

- Verfolgen Sie einen ganzheitlichen Ansatz für sexuelles Wohlbefinden: Erfahren Sie, wie Sie Körper, Geist und Seele nähren, um ein ausgewogenes und erfüllendes sexuelles Erlebnis zu schaffen, sowohl einzeln als auch mit einem Partner.

Ganz gleich, ob Sie Ihre Beziehung neu entfachen, sexuelle Gesundheitsprobleme überwinden oder einfach Ihr allgemeines Wohlbefinden optimieren möchten, JUICE YOUR LIBIDO bietet Ihnen die Werkzeuge und das Wissen, um Ihre sexuelle Gesundheit auf natürliche Weise zu verändern.

Ich lade Sie ein, sich auf diese Reise mit einem offenen Geist und der Bereitschaft zu begeben, die transformative Kraft des Entsaftens zu erforschen. Lassen Sie uns gemeinsam die Geheimnisse eines lebendigen und erfüllten Sexuallebens lüften, einen köstlichen Schluck nach dem anderen.

Hier geht es darum, Ihre Libido anzukurbeln und Ihre sexuelle Vitalität zurückzugewinnen!

Mit freundlichen Grüßen.

Die Kraft des Entsaftens für die sexuelle Gesundheit verstehen

Die Aufrechterhaltung einer optimalen sexuellen Gesundheit kann manchmal wie ein schwer erreichbares Ziel erscheinen. Die Lösung zur Steigerung des sexuellen Wohlbefindens ist jedoch möglicherweise einfacher als Sie denken: Entsaften. Das Entsaften, der Prozess der Gewinnung von Flüssigkeit aus Obst und Gemüse, erfreut sich aufgrund seiner zahlreichen gesundheitlichen Vorteile, einschließlich seines Potenzials zur Förderung der sexuellen Gesundheit, zunehmender Beliebtheit. Dieser umfassende Hinweis untersucht die Kraft des Entsaftens als natürliche und wirksame Möglichkeit zur Unterstützung der sexuellen Vitalität und des Wohlbefindens.

1. Nährstoffreiche Zutaten:
Das Entsaften bietet eine bequeme und effiziente Möglichkeit, eine Vielzahl von Nährstoffen zu sich zu nehmen, die für die sexuelle Gesundheit unerlässlich sind. Obst und Gemüse wie Spinat, Grünkohl, Rüben, Karotten, Beeren und Zitrusfrüchte sind reichhaltige Quellen für Vitamine, Mineralien, Antioxidantien und sekundäre Pflanzenstoffe, die die Durchblutung, den Hormonhaushalt und das allgemeine Wohlbefinden fördern.

2. Blutfluss und Zirkulation:
Ein Schlüsselfaktor für die Sexualfunktion ist eine ausreichende Durchblutung des Genitalbereichs. Bestimmte Obst- und Gemüsesorten, insbesondere solche mit hohem Nitratgehalt wie Rüben und

Blattgemüse, verbessern nachweislich die Durchblutung und Gefäßerweiterung, was die Erregung und die sexuelle Reaktion steigern kann.

3. Hormonhaushalt:
Ungleichgewichte bei Hormonen wie Testosteron und Östrogen können die Libido und die Sexualfunktion beeinträchtigen. Das Entsaften mit Zutaten wie Sellerie, Brokkoli und Wassermelone kann zur Unterstützung des Hormonhaushalts beitragen, indem es wichtige Nährstoffe und sekundäre Pflanzenstoffe bereitstellt, die die Hormonproduktion und den Hormonstoffwechsel regulieren.

4. Antioxidativer Schutz:
Durch freie Radikale verursachter oxidativer Stress kann Zellen und Gewebe im gesamten Körper schädigen, einschließlich derjenigen, die an der Sexualfunktion beteiligt sind. Das Entsaften mit antioxidantienreichem Obst

und Gemüse wie Blaubeeren, Erdbeeren und Blattgemüse kann dabei helfen, oxidativen Stress zu bekämpfen und vor einer altersbedingten Verschlechterung der sexuellen Gesundheit zu schützen.

5. Entgiftung und Reinigung:
Giftstoffe und Schadstoffe aus Umweltquellen können sich im Körper ansammeln und die sexuelle Gesundheit beeinträchtigen. Das Entsaften mit entgiftenden Zutaten wie Ingwer, Zitrone und Koriander kann die natürlichen Entgiftungsprozesse des Körpers unterstützen und so die allgemeine Gesundheit und Vitalität fördern.

6. Energie und Ausdauer:
Müdigkeit und niedrige Energieniveaus können das sexuelle Verlangen und die sexuelle Leistungsfähigkeit beeinträchtigen. Das Entsaften mit nährstoffreichen Zutaten stellt eine natürliche Energie- und Ausdauerquelle dar und unterstützt die

körperliche Ausdauer und Vitalität für verbesserte sexuelle Erlebnisse.

7. Geistiges und emotionales Wohlbefinden: Stress, Angstzustände und Depressionen können sich negativ auf das sexuelle Verlangen und die sexuelle Befriedigung auswirken. Das Entsaften mit stimmungsaufhellenden Zutaten wie Bananen, Avocados und dunklem Blattgemüse kann dabei helfen, Neurotransmitter zu regulieren und Gefühle der Entspannung, des Glücks und der emotionalen Verbindung zu fördern.

8. Flüssigkeitszufuhr und Schmierung: Eine ausreichende Flüssigkeitszufuhr ist für die Aufrechterhaltung gesunder Schleimhäute und die Befeuchtung während der sexuellen Aktivität unerlässlich. Das Entsaften mit feuchtigkeitsspendendem Obst und Gemüse wie Gurken, Wassermelonen und Orangen kann den Flüssigkeitshaushalt unterstützen und die

natürliche Gleitfähigkeit für mehr Komfort und Vergnügen fördern.

9. Verdauungsgesundheit:
Ein gesundes Verdauungssystem ist entscheidend für die Nährstoffaufnahme und das allgemeine Wohlbefinden, einschließlich der sexuellen Gesundheit. Das Entsaften mit ballaststoffreichen Zutaten wie Äpfeln, Karotten und Spinat kann die Gesundheit und Regelmäßigkeit des Verdauungssystems unterstützen und Blähungen und Beschwerden reduzieren, die das sexuelle Vergnügen beeinträchtigen können.

10. Unterstützung des Lebensstils:
Neben dem Entsaften ist ein ganzheitlicher Ansatz zur sexuellen Gesundheit, der regelmäßige Bewegung, Stressbewältigung, ausreichend Schlaf und gesunde Beziehungen umfasst, für das allgemeine Wohlbefinden von entscheidender Bedeutung. Entsaften kann diese

Lebensstilfaktoren ergänzen, indem es eine bequeme und angenehme Möglichkeit bietet, den Körper zu nähren und die sexuelle Vitalität zu unterstützen.

Entsaften bietet eine natürliche und wirksame Strategie zur Verbesserung der sexuellen Gesundheit und des Wohlbefindens. Indem Sie nährstoffreiches Obst und Gemüse in Ihre tägliche Ernährung integrieren, können Sie die Durchblutung, den Hormonhaushalt, das Energieniveau und die allgemeine Vitalität unterstützen und so ein erfülltes und befriedigendes Sexualleben führen. Erheben Sie also Ihr Glas auf Saft für die sexuelle Gesundheit und profitieren Sie von den Vorteilen der wirksamen Elixiere der Natur.

Kapitel 1: Die Wissenschaft hinter Libido und Ernährung

Erforschung des Zusammenhangs zwischen Ernährung und sexueller Gesundheit

In der heutigen Welt, in der das Streben nach optimaler Gesundheit jeden Aspekt unseres Lebens umfasst, gewinnt der Zusammenhang zwischen Ernährung und sexueller Gesundheit zunehmend an Bedeutung. Diese Notiz befasst sich mit der komplizierten Beziehung zwischen Ernährung und Libido und beleuchtet die wissenschaftlichen Grundlagen, die unsere sexuelle Vitalität beeinflussen.

Libido verstehen:
Im Mittelpunkt der Diskussion steht die Libido, die oft als sexuelles Verlangen oder sexueller Trieb bezeichnet wird. Libido ist ein komplexes Zusammenspiel physiologischer, psychologischer und

sozialer Faktoren, die zu unserer sexuellen Erregung und Motivation beitragen. Während die Libido von Person zu Person stark variieren und durch Alter, Hormonhaushalt, Stressniveau und Beziehungsdynamik beeinflusst werden kann, deuten neue Forschungsergebnisse darauf hin, dass die Ernährung eine wichtige Rolle bei der Regulierung dieses wesentlichen Aspekts der menschlichen Sexualität spielt.

Ernährung und sexuelle Gesundheit:
Die Ernährung dient als Treibstoff für unseren Körper und beeinflusst alles vom Energieniveau bis zum Hormonhaushalt. Wenn es um die sexuelle Gesundheit geht, haben bestimmte Nährstoffe nachweislich einen tiefgreifenden Einfluss auf die Libido, die sexuelle Funktion und die allgemeine sexuelle Zufriedenheit.

Wichtige Nährstoffe für die sexuelle Gesundheit:

1. Omega-3-Fettsäuren:
Omega-3-Fettsäuren kommen in fettem Fisch wie Lachs sowie in Leinsamen und Walnüssen vor und unterstützen die Herz-Kreislauf-Gesundheit und den Kreislauf, entscheidende Faktoren für das Erreichen und Aufrechterhalten der Erregung.

2. Antioxidantien: Lebensmittel, die reich an Antioxidantien sind, wie Obst, Gemüse und dunkle Schokolade, helfen bei der Bekämpfung von oxidativem Stress und Entzündungen, die die Durchblutung behindern und zu erektiler Dysfunktion oder vermindertem sexuellen Verlangen beitragen können.

3. Zink: Zinkreiche Lebensmittel wie Austern, Rindfleisch und Kürbiskerne sind für die Testosteronproduktion und die Gesundheit der Spermien unerlässlich und spielen eine wichtige Rolle bei der Aufrechterhaltung einer gesunden Libido und sexuellen Funktion.

4. B-Vitamine: B-Vitamine, insbesondere B6, B9 (Folat) und B12, sind an der Synthese von Neurotransmittern und der Hormonregulation beteiligt und beeinflussen die Stimmung, das Energieniveau und das sexuelle Verlangen. Zu den Quellen zählen Blattgemüse, Hülsenfrüchte, Eier und mageres Fleisch.

5. L-Arginin: Eine Aminosäure, die die Gefäßerweiterung und den Blutfluss zu den Genitalien fördert. L-Arginin-reiche Lebensmittel wie Geflügel, Milchprodukte, Nüsse und Samen können die sexuelle Leistungsfähigkeit und Zufriedenheit steigern.

Ernährungsgewohnheiten und sexuelle Gesundheit:
Neben einzelnen Nährstoffen wurden auch Ernährungsgewohnheiten wie die Mittelmeerdiät und die DASH-Diät (Dietary Approaches to Stop Hypertension) mit einer verbesserten Sexualfunktion und Libido in Verbindung gebracht. Bei diesen Diäten

wird der Schwerpunkt auf Vollwertkost, mageres Eiweiß, Obst, Gemüse und gesunde Fette gelegt, während gleichzeitig verarbeitete Lebensmittel, Zucker und ungesunde Fette eingeschränkt werden, wodurch die allgemeine Herz-Kreislauf-Gesundheit und der Kreislauf unterstützt werden – ein Eckpfeiler der sexuellen Vitalität.

Über die Ernährung hinaus: Lebensstilfaktoren, die die Libido beeinflussen:
Während die Ernährung eine entscheidende Rolle für die sexuelle Gesundheit spielt, ist es wichtig zu erkennen, dass auch andere Lebensstilfaktoren, einschließlich Bewegung, Stressbewältigung, Schlafqualität und Beziehungsdynamik, die Libido und die sexuelle Funktion beeinflussen. Durch einen ganzheitlichen Ansatz für Gesundheit und Wohlbefinden, der sowohl Ernährungs- als auch Lebensstilfaktoren berücksichtigt, können

Einzelpersonen ihre sexuelle Gesundheit und Vitalität optimieren und so ein erfülltes und befriedigendes Intimleben fördern.

Da sich unser Verständnis des komplexen Zusammenspiels zwischen Ernährung und sexueller Gesundheit ständig weiterentwickelt, wird es von größter Bedeutung, Einzelpersonen mit Wissen und Ressourcen auszustatten, um fundierte Ernährungsentscheidungen zu treffen. Durch die Bevorzugung nährstoffreicher Lebensmittel, die Annahme gesunder Lebensgewohnheiten und die Suche nach Unterstützung bei Bedarf können Einzelpersonen die Kraft der Ernährung nutzen, um ihre Libido zu steigern, ihre sexuelle Gesundheit zu revitalisieren und ein erfülltes und befriedigendes Intimleben zurückzugewinnen.

Nährstoffe, die Ihre Libido ankurbeln

Das Verständnis des komplexen Zusammenhangs zwischen Ernährung und Libido ist für die Optimierung der sexuellen Gesundheit und Vitalität von entscheidender Bedeutung. Diese Notiz befasst sich mit der Wissenschaft hinter der Libido und beleuchtet wichtige Nährstoffe, die eine wichtige Rolle bei der Förderung des sexuellen Verlangens und der sexuellen Funktion spielen.

Libido, oft auch als sexuelles Verlangen oder Verlangen bezeichnet, ist ein komplexes Zusammenspiel physiologischer, psychologischer und umweltbedingter Faktoren. Während Faktoren wie Stress, Hormone und Beziehungsdynamik die Libido beeinflussen, spielt die Ernährung auch eine entscheidende Rolle bei der Unterstützung der sexuellen Gesundheit und Funktion.

Die Rolle von Nährstoffen bei der Libido

Nährstoffe fungieren als Bausteine für verschiedene physiologische Prozesse im Körper, einschließlich solcher, die mit der sexuellen Funktion zusammenhängen. Bestimmte Vitamine, Mineralien und andere Verbindungen haben nachweislich einen direkten Einfluss auf die Libido, indem sie die Hormonproduktion unterstützen, die Durchblutung verbessern und die allgemeine sexuelle Gesundheit fördern.

Wichtige Nährstoffe für die Libido

1. Zink: Dieses Mineral spielt eine entscheidende Rolle bei der Testosteronproduktion, einem Hormon, das für die Aufrechterhaltung des sexuellen Verlangens und der sexuellen Funktion bei Männern und Frauen unerlässlich ist. Zu den zinkreichen Lebensmitteln gehören

Austern, Rindfleisch, Kürbiskerne und Kichererbsen.

2. Vitamin D: Ein niedriger Vitamin-D-Spiegel wird mit verminderter Libido und sexueller Dysfunktion in Verbindung gebracht. Sonneneinstrahlung und angereicherte Lebensmittel wie fetter Fisch, Eier und angereicherte Milchprodukte sind ausgezeichnete Quellen für Vitamin D.

3. Omega-3-Fettsäuren: Diese gesunden Fette unterstützen die Herz-Kreislauf-Gesundheit und verbessern die Durchblutung, die für die sexuelle Erregung und Funktion unerlässlich ist. Quellen für Omega-3-Fettsäuren sind fetter Fisch (Lachs, Makrele, Sardinen), Leinsamen, Chiasamen und Walnüsse.

4. Vitamin C: Dieses antioxidative Vitamin verbessert die Durchblutung und unterstützt die Gesundheit der Blutgefäße, die für die sexuelle Erregung und Leistungsfähigkeit von entscheidender Bedeutung sind. Zitrusfrüchte, Beeren, Kiwi

und Paprika sind ausgezeichnete Quellen für Vitamin C.

5. Magnesium: Magnesium spielt eine Rolle bei der Neurotransmitterfunktion und der Muskelentspannung, die beide für die sexuelle Funktion wichtig sind. Zu den Lebensmitteln, die reich an Magnesium sind, gehören Blattgemüse, Nüsse, Samen, Vollkornprodukte und Hülsenfrüchte.

6. L-Arginin: Diese Aminosäure ist eine Vorstufe von Stickstoffmonoxid, einem Molekül, das dabei hilft, Blutgefäße zu entspannen und die Durchblutung der Genitalien zu verbessern, wodurch Erregung und Leistung gesteigert werden. Zu den L-Arginin-reichen Lebensmitteln gehören rotes Fleisch, Geflügel, Fisch, Milchprodukte und Nüsse.

7. B-Vitamine: B-Vitamine, insbesondere B6, B9 (Folat) und B12, sind an der Hormonregulation und der Neurotransmittersynthese beteiligt, die für die sexuelle Gesundheit wichtig sind. Zu den Lebensmitteln, die reich an B-Vitaminen

sind, gehören Vollkornprodukte, Blattgemüse, Hülsenfrüchte, Eier und mageres Fleisch.

8. Eisen: Eisenmangel kann zu Müdigkeit und verminderter Energie führen, was sich negativ auf die Libido auswirken kann. Rotes Fleisch, Geflügel, Fisch, Bohnen, Linsen und angereichertes Getreide sind gute Eisenquellen.

Integrieren Sie libidosteigernde Lebensmittel in Ihre Ernährung

Um die Libido und die sexuelle Gesundheit zu optimieren, sollten Sie eine Vielzahl nährstoffreicher Lebensmittel in Ihre Ernährung integrieren. Konzentrieren Sie sich auf Vollwertkost wie Obst, Gemüse, mageres Eiweiß, Vollkornprodukte, Nüsse, Samen und gesunde Fette. Darüber hinaus kann die Aufrechterhaltung einer ausgewogenen Ernährung, die Aufrechterhaltung einer ausreichenden Flüssigkeitszufuhr sowie die Einschränkung von verarbeiteten Lebensmitteln und überschüssigem Zucker das sexuelle Wohlbefinden weiter unterstützen.

Indem Sie die Wissenschaft hinter Libido und Ernährung verstehen und libidosteigernde Nährstoffe in Ihre Ernährung integrieren, können Sie die sexuelle Gesundheit und Vitalität unterstützen. Denken Sie daran, dass die individuellen Bedürfnisse unterschiedlich sein können. Daher ist es wichtig, auf Ihren Körper zu hören und sich für eine individuelle Beratung an einen Arzt zu wenden. Mit einem ganzheitlichen Ansatz für Ernährung und Lebensstil können Sie Ihre Libido steigern und Ihr sexuelles Wohlbefinden zurückgewinnen.

Wie Entsaften die sexuelle Leistungsfähigkeit verbessern kann

Beim Streben nach einem erfüllten und lebendigen Sexualleben spielen viele Faktoren eine Rolle, darunter Lebensstil, Denkweise und ja, Ernährung. Der Zusammenhang zwischen Ernährung und sexueller Gesundheit ist für Forscher und Gesundheitsbegeisterte gleichermaßen von Interesse. Studien haben die komplizierten Zusammenhänge zwischen bestimmten Nährstoffen und der Libido aufgedeckt. Dieser Artikel befasst sich mit der Wissenschaft hinter Libido und Ernährung und untersucht, wie das Entsaften eine Rolle bei der Steigerung der sexuellen Leistungsfähigkeit spielen kann.

Die Rolle der Ernährung für die sexuelle Gesundheit

Die Ernährung spielt eine entscheidende Rolle bei der Unterstützung der allgemeinen Gesundheit und des Wohlbefindens und ihre Auswirkungen erstrecken sich auch auf die sexuelle Gesundheit. Es wurde festgestellt, dass bestimmte Nährstoffe spezifische Vorteile für die Libido und die sexuelle Funktion haben, darunter:

1. Zink: Dieses essentielle Mineral ist an der Produktion von Testosteron beteiligt, einem Schlüsselhormon zur Regulierung des sexuellen Verlangens und der sexuellen Leistungsfähigkeit. Zinkmangel wird sowohl bei Männern als auch bei Frauen mit verminderter Libido und sexueller Dysfunktion in Verbindung gebracht.

2. Vitamine C und E: Diese Antioxidantien tragen zum Schutz vor oxidativem Stress und Entzündungen bei, die sich negativ auf die sexuelle Gesundheit auswirken können. Vitamin C ist außerdem an der Kollagensynthese beteiligt, die die

Gesundheit der Blutgefäße und die Erektionsfunktion unterstützt.

3. Omega-3-Fettsäuren: Omega-3-Fettsäuren kommen in fettem Fisch, Leinsamen und Walnüssen vor und haben entzündungshemmende Eigenschaften und können die Durchblutung verbessern, was für die Erektionsfunktion und sexuelle Erregung wichtig ist.

4. Arginin: Diese Aminosäure ist eine Vorstufe von Stickstoffmonoxid, einem Molekül, das zur Entspannung der Blutgefäße und zur Verbesserung der Durchblutung beiträgt. Eine erhöhte Argininaufnahme kann die Erektionsfähigkeit und die sexuelle Zufriedenheit verbessern.

5. Phytonährstoffe: Phytonährstoffe kommen in buntem Obst und Gemüse vor und haben antioxidative und

entzündungshemmende Eigenschaften, die die allgemeine Gesundheit unterstützen und sich positiv auf die sexuelle Funktion auswirken können.

Die Vorteile des Entsaftens für die sexuelle Leistungsfähigkeit

Das Entsaften, der Prozess der Saftgewinnung aus Obst und Gemüse, bietet eine bequeme und effiziente Möglichkeit, eine Vielzahl von Nährstoffen zu sich zu nehmen, die die sexuelle Gesundheit unterstützen. So kann Entsaften die sexuelle Leistungsfähigkeit steigern:

1. Nährstoffdichte: Das Entsaften ermöglicht den Verzehr großer Mengen Obst und Gemüse in konzentrierter Form und liefert eine starke Dosis an Vitaminen, Mineralien und Phytonährstoffen, die die allgemeine Gesundheit, einschließlich der sexuellen Funktion, unterstützen.

2. Flüssigkeitszufuhr: Die richtige Flüssigkeitszufuhr ist für eine optimale sexuelle Gesundheit unerlässlich, da sie zur Aufrechterhaltung der Durchblutung und Schmierung beiträgt. Durch das Entsaften erhalten Sie eine feuchtigkeitsspendende Flüssigkeitsquelle sowie essentielle Elektrolyte, die die Flüssigkeitszufuhr und das allgemeine Wohlbefinden unterstützen.

3. Verdauungsgesundheit: Viele Obst- und Gemüsesorten, die zum Entsaften verwendet werden, sind reich an Ballaststoffen, die die Gesundheit des Verdauungssystems unterstützen und indirekt die sexuelle Funktion verbessern können, indem sie die Nährstoffaufnahme fördern und Giftstoffe aus dem Körper entfernen.

4. Alkalisierende Eigenschaften: Einige Obst- und Gemüsesorten, wie Blattgemüse und Zitrusfrüchte, haben alkalisierende Eigenschaften, die dabei helfen, den

pH-Wert im Körper auszugleichen. Eine alkalische Umgebung kann den Hormonhaushalt und die allgemeine Vitalität unterstützen, die wichtige Faktoren für die sexuelle Gesundheit sind.

5. Vielfalt und Geschmack: Das Entsaften ermöglicht Kreativität und Abwechslung bei der Auswahl der Zutaten und macht es einfach, eine vielfältige Auswahl an Nährstoffen in die Ernährung zu integrieren. Darüber hinaus kann die natürliche Süße von Früchten den Geschmack von Säften verstärken und sie zu einer köstlichen und genussvollen Ergänzung der täglichen Ernährung machen.

Die Einbeziehung von Saft in eine ausgewogene und nährstoffreiche Ernährung kann eine einfache, aber wirksame Möglichkeit sein, die sexuelle Gesundheit zu unterstützen und die sexuelle

Leistungsfähigkeit zu steigern. Durch die Bereitstellung einer konzentrierten Quelle an Vitaminen, Mineralien und Phytonährstoffen nährt das Entsaften den Körper, fördert die allgemeine Vitalität und trägt so zu einem erfüllten und befriedigenden Sexualleben bei. Es ist jedoch wichtig zu bedenken, dass das Entsaften zwar eine Ergänzung zu einem gesunden Lebensstil sein kann, jedoch kein Ersatz für medizinische Behandlung oder professionellen Rat ist. Wie bei jeder Ernährungsumstellung ist es ratsam, einen Arzt oder Ernährungsberater zu konsultieren, um sicherzustellen, dass das Entsaften den individuellen Bedürfnissen und Zielen entspricht. Durch bewusste Entscheidungen in Bezug auf Ernährung und Lebensstil können Einzelpersonen ihre sexuelle Gesundheit optimieren und die Freuden der Intimität in vollen Zügen genießen.

Kapitel 2: Grundlegendes zum Entsaften

Erste Schritte: Auswahl des richtigen Entsafters und der richtigen Zutaten

Das Entsaften erfreut sich immer größerer Beliebtheit, da immer mehr Menschen versuchen, gesunde Gewohnheiten in ihren Alltag zu integrieren. Ganz gleich, ob Sie ein erfahrener Entsafter sind oder sich gerade erst auf den Weg zu einer besseren Gesundheit machen, das Verständnis der Grundlagen des Entsaftens ist entscheidend für den Erfolg. In diesem umfassenden Leitfaden erfahren Sie alles, was Sie wissen müssen, um mit dem Entsaften zu beginnen, von der Auswahl des richtigen Entsafters bis hin zur Auswahl der besten Zutaten für optimale Ernährung und Geschmack.

Die Vorteile des Entsaftens verstehen

Bevor wir uns mit den praktischen Aspekten des Entsaftens befassen, ist es wichtig, die unzähligen Vorteile zu verstehen, die es bietet. Durch das Entsaften können Sie ganz einfach eine Vielzahl von Obst- und Gemüsesorten in konzentrierter Form verzehren und erhalten so eine starke Dosis an Vitaminen, Mineralien und Antioxidantien. Durch die Saftgewinnung aus Produkten können Sie sich über mehr Energie, eine verbesserte Verdauung, eine reinere Haut und eine verbesserte Immunfunktion freuen. Darüber hinaus kann das Entsaften eine praktische Möglichkeit sein, die Aufnahme von Obst und Gemüse zu steigern, insbesondere für diejenigen, die Schwierigkeiten haben, die empfohlenen Tagesportionen einzuhalten.

Den richtigen Entsafter auswählen

Eine der ersten Entscheidungen, die Sie zu Beginn Ihrer Entsaftungsreise treffen müssen, ist die Auswahl des richtigen

Entsafters für Ihre Bedürfnisse. Es gibt verschiedene Arten von Entsaftern, jede mit ihren eigenen einzigartigen Eigenschaften und Vorteilen. Zentrifugalentsafter sind wegen ihrer Schnelligkeit und Effizienz beliebt und daher ideal für Einsteiger und diejenigen, die wenig Zeit haben.

Kauentsafter hingegen arbeiten mit niedrigeren Geschwindigkeiten und produzieren Saft mit höherem Nährstoffgehalt und längerer Haltbarkeit. Entsafter mit zwei Getrieben bieten ein Höchstmaß an Saftextraktion und eignen sich gut für ernsthafte Entsaftungsbegeisterte. Berücksichtigen Sie Faktoren wie Preis, Benutzerfreundlichkeit und Wartungsanforderungen, wenn Sie einen Entsafter auswählen, der Ihren Vorlieben und Ihrem Lebensstil entspricht.

Entdecken Sie die Zutaten für die Saftherstellung

Sobald Sie Ihren Entsafter ausgewählt haben, ist es an der Zeit, die große Auswahl an Zutaten zum Entsaften zu erkunden. Früchte wie Äpfel, Orangen und Beeren verleihen Ihren Säften Süße und Geschmack, während Gemüse wie Spinat, Grünkohl und Gurken wichtige Vitamine und Mineralien liefern.

Experimentieren Sie mit verschiedenen Obst- und Gemüsekombinationen, um Geschmacksprofile zu finden, die Ihren Gaumen ansprechen. Haben Sie keine Angst, kreativ zu werden und Kräuter, Gewürze und Superfoods wie Ingwer, Kurkuma und Chiasamen für zusätzliche gesundheitliche Vorteile zu verwenden. Denken Sie daran, nach Möglichkeit Bio-Produkte zu wählen, um die Belastung durch Pestizide und Chemikalien zu minimieren.

Tipps für den Erfolg beim Entsaften

Um ein erfolgreiches Entsaftungserlebnis zu gewährleisten, sollten Sie einige Tipps beachten. Beginnen Sie damit, Ihr Obst und Gemüse gründlich zu waschen und vorzubereiten und alle Stiele, Kerne und harten Schalen zu entfernen. Experimentieren Sie mit verschiedenen Produktkombinationen, um Ihre Lieblingsgeschmacksrichtungen und Nährstoffprofile zu finden.

Trinken Sie Ihren frischen Saft sofort, um den Nährstoffgehalt zu maximieren und Oxidation zu verhindern. Wenn Sie Ihren Saft nicht sofort verzehren können, bewahren Sie ihn bis zu 24 Stunden lang in einem luftdichten Behälter im Kühlschrank auf. Und schließlich reinigen Sie Ihren Entsafter nach jedem Gebrauch gründlich, um die Bildung von Bakterien zu verhindern und eine optimale Leistung aufrechtzuerhalten.

Das Entsaften ist eine einfache, aber wirkungsvolle Möglichkeit, Ihre Gesundheit und Vitalität zu steigern und bietet eine bequeme Möglichkeit, eine große Auswahl an Obst und Gemüse zu verzehren. Durch die Wahl des richtigen Entsafters und der richtigen Zutaten können Sie köstliche und nahrhafte Zubereitungen kreieren, die Ihr allgemeines Wohlbefinden unterstützen. Ganz gleich, ob Sie einen gesunden Lebensstil ankurbeln oder einfach nur den erfrischenden Geschmack frischer Säfte genießen möchten: Entsaftungs-Essentials begleiten Sie auf Ihrem Weg zu strahlender Gesundheit und Vitalität.

Entsaftungstechniken und Tipps für maximale Nährstofferhaltung

Das Entsaften ist zu einer beliebten Art geworden, verschiedene Obst- und

Gemüsesorten zu verzehren und sicherzustellen, dass Sie eine gesunde Dosis an Vitaminen, Mineralien und Antioxidantien in leicht verdaulicher Form erhalten. Bei der Entsaftungstechnik wird der flüssige Inhalt aus frischem Obst und Gemüse extrahiert, wobei das Fruchtfleisch zurückbleibt. Während das Entsaften eine nützliche Ergänzung zu Ihrer Ernährung sein kann, spielen die Extraktionsmethode und der Umgang mit den Zutaten eine entscheidende Rolle für den Nährwert des Safts. In diesem Hinweis werden wichtige Entsaftungstechniken und Tipps zur Maximierung der Nährstoffretention behandelt.

- Entsaften verstehen

1. Arten von Entsaftern:
   - Zentrifugal-Entsafter: Diese Entsafter zerkleinern Zutaten mit einer sich schnell drehenden Scheibe, um Saft zu extrahieren. Obwohl sie schnell und kostengünstig sind,

neigen sie dazu, Hitze zu erzeugen und die Zutaten der Luft auszusetzen, was zu einer Reduzierung des Nährstoffgehalts führen kann.

- Kauentsafter (Kaltpressung): Diese arbeiten mit langsamerer Geschwindigkeit und zerkleinern Obst und Gemüse gegen ein Sieb, wodurch Hitze und Oxidation minimiert werden. Durch diese Methode bleiben mehr Enzyme und Nährstoffe erhalten.

- Zerkleinernde Entsafter: Diese zerkleinern und pressen die Produkte mit zwei Zahnrädern noch langsamer als Zerkleinerungsentsafter und bieten so die höchste Ausbeute und Nährstoffretention.

- Entsafter mit hydraulischer Presse: Sie extrahieren Saft, indem sie das Obst- oder Gemüsemark unter hohem Druck pressen und so Saft von höchster Qualität hinsichtlich Nährstoffdichte und Ertrag erzeugen.

- Maximierung der Nährstoffretention

2. Handhabung und Zubereitung der Zutaten:
  - Auf Frische kommt es an: Verwenden Sie frische Bio-Produkte, um Pestizide und Chemikalien zu vermeiden. Frisches Gemüse und Obst behalten mehr Nährstoffe.
  - Richtige Lagerung: Lagern Sie die Produkte an einem kühlen, dunklen Ort oder unter gekühlten Bedingungen, um den Nährstoffabbau zu verlangsamen.
  - Vorbereitung vor dem Entsaften: Waschen Sie alle Produkte gründlich. Auf Schälen sollte nach Möglichkeit verzichtet werden, da in den Schalen viele Nähr- und Ballaststoffe stecken.

3. Entsaftungstechniken:
  - Langsames Entsaften: Verwenden Sie nach Möglichkeit einen langsamen Entsafter. Die langsamere Geschwindigkeit reduziert die Hitze- und Lufteinwirkung,

wodurch Enzyme erhalten bleiben und Oxidation verhindert wird.

- Pulsieren vs. gleichmäßiges Entsaften: Pulsieren kann manchmal dazu beitragen, den Temperaturaufbau während des Entsaftens zu reduzieren.

4. Zeitpunkt des Entsaftens:

- Sofortiger Verzehr: Trinken Sie den Saft sofort nach der Zubereitung, um den maximalen Nährstoffgehalt zu nutzen. Eine verspätete Aufnahme kann zu Nährstoffverlusten durch Oxidation führen.

5. Saftkombinationen:

- Ausgewogene Inhaltsstoffe: Die Kombination verschiedener Obst- und Gemüsesorten kann dabei helfen, die Nährstoffe auszugleichen und die Aufnahme zu verbessern. Beispielsweise kann die Zugabe einer Vitamin-C-reichen Frucht wie einer Orange zu grünen Blattgemüsesäften die Eisenaufnahme aus dem Grünzeug verbessern.

- Zugabe von Fetten: Die Aufnahme einer kleinen Menge gesunder Fette wie Leinsamenöl oder einer Avocadoscheibe kann die Bioverfügbarkeit fettlöslicher Vitamine erhöhen.

• Andere Überlegungen

6. Temperatur und Lagerung:
   - Halten Sie es kühl: Entsaften Sie den Saft nach Möglichkeit immer bei kühlen Temperaturen und bewahren Sie übrig gebliebenen Saft bis zu 24 Stunden lang in luftdichten, bis zum Rand gefüllten Behältern im Kühlschrank auf, um die Luftbelastung zu minimieren.

7. Reinigung Ihres Entsafters:
   - Sofortige Reinigung: Reinigen Sie Ihren Entsafter sofort nach dem Gebrauch, um zu verhindern, dass Fruchtfleisch und Rückstände austrocknen, was die Reinigung erschwert und Bakterien beherbergen kann.

8. Nährstoffdichtes Entsaften:

   - Blattgemüse: Integrieren Sie Blattgemüse wie Spinat, Grünkohl und Mangold, die reich an Vitamin A, C und K sowie Mineralien wie Eisen und Kalzium sind.

   - Kräuter und Gewürze: Das Hinzufügen von Zutaten wie Petersilie, Koriander, Kurkuma oder Ingwer kann den Antioxidantiengehalt und das Geschmacksprofil Ihrer Säfte verbessern.

Wenn das Entsaften richtig durchgeführt wird, kann es eine fantastische Möglichkeit sein, Ihre Ernährung mit hochwertigen Nährstoffen zu ergänzen. Durch die Auswahl des richtigen Entsafter-Typs, den richtigen Umgang mit den Zutaten und den sofortigen Verzehr des Safts können Sie sicherstellen, dass Ihre Entsaftungsbemühungen den größtmöglichen gesundheitlichen Nutzen bringen. Denken Sie daran, dass das Entsaften zwar von Vorteil ist, aber eine ausgewogene, vollwertige Ernährung ergänzen sollte, um sicherzustellen, dass Sie ausreichend Ballaststoffe und andere essentielle Nährstoffe erhalten.

Integrieren Sie das Entsaften in Ihre tägliche Routine

Entsaften ist ein beliebter Gesundheitstrend, bei dem die nährenden Flüssigkeiten aus frischem Obst und Gemüse extrahiert werden. Es kann eine wirksame Möglichkeit sein, die Aufnahme von Vitaminen, Mineralien und Antioxidantien zu steigern, und wenn es sinnvoll in Ihren Alltag integriert wird, kann es eine Reihe von gesundheitlichen Vorteilen unterstützen. Ganz gleich, ob Sie Ihre Energie steigern, die Verdauung verbessern oder einfach nur Ihre tägliche Nährstoffaufnahme steigern möchten, das

Verständnis der Grundlagen des Entsaftens kann Ihnen dabei helfen, auf dem richtigen Weg zu starten.

Warum Saft?
Durch das Entsaften können Sie auf effiziente Weise eine optimale Menge Gemüse verzehren. Manche finden, dass sie ihr tägliches Gemüseziel leichter erreichen können, wenn sie es trinken, anstatt es im Ganzen zu essen. Das Entsaften kann dem Körper auch dabei helfen, Nährstoffe besser aufzunehmen, da es Gemüse und Obst abbaut und so das manchmal überlastete Verdauungssystem umgeht. Darüber hinaus kann das Entsaften eine unterhaltsame und schmackhafte Möglichkeit sein, mit Aromen zu experimentieren und neue Möglichkeiten zu entdecken, frische Produkte zu genießen.

Den richtigen Entsafter auswählen
Es gibt verschiedene Arten von Entsaftern auf dem Markt, darunter Zentrifugal-, Kau- und Reibentsafter, die jeweils ihre eigenen

Vor- und Nachteile haben.
Zentrifugalentsafter sind aufgrund ihrer
Geschwindigkeit und Erschwinglichkeit
beliebt, können jedoch laut sein und bei der
Saftgewinnung aus Blattgemüse oder
Weizengras weniger effizient sein.
Kauentsafter arbeiten mit einer
langsameren Geschwindigkeit, was hilft,
Nährstoffe und Enzyme zu bewahren und
eine größere Vielfalt an Gemüse,
einschließlich Gemüse und Kräutern, zu
verarbeiten. Zerreibungsentsafter sind die
effizientesten und auch teuersten, ideal für
diejenigen, die das Entsaften sehr ernst
nehmen.

Verstehen, was man entsaften sollte
Fast jedes Obst und Gemüse kann entsaftet
werden, aber einige sind vorteilhafter als
andere. Blattgemüse wie Spinat, Grünkohl
und Mangold sind vollgepackt mit
Chlorophyll und wichtigen Vitaminen, die in
Saftform leicht aufgenommen werden
können. Auch Karotten, Rüben, Äpfel und

Gurken eignen sich hervorragend zum Entsaften, da sie wichtige Nährstoffe liefern und einen schmackhaften Einstieg für Entsaftungs-Neulinge bieten. Allerdings ist es wichtig zu beachten, dass Fruchtsäfte aufgrund ihres hohen Zuckergehalts nur in Maßen konsumiert werden sollten.

Integrieren Sie das Entsaften in Ihre Routine
Beginnen Sie Ihren Tag mit einem Glas Saft als Morgenritual, um sich nach stundenlangem Fasten über Nacht mit Feuchtigkeit und Energie zu versorgen. Dies kann auch der Versuchung vorbeugen, zum Frühstück übermäßig zuckerhaltige Getränke zu sich zu nehmen. Alternativ kann das Trinken von Saft vor einer Mahlzeit als tolle Vorspeise dienen, das Sättigungsgefühl steigern und so die Gesamtkalorienaufnahme reduzieren.

Saftkombinationen

Experimentieren Sie mit verschiedenen Kombinationen, um den gesundheitlichen Nutzen zu maximieren. Beispielsweise kann eine Saftmischung aus Ingwer, Zitrone und Roter Bete ein starker Entgifter sein, während Gurke, Apfel und Spinat als belebender Energiebooster dienen können. Wenn Sie die Eigenschaften jeder Zutat kennen, können Sie Ihre Säfte auf Ihre Gesundheitsbedürfnisse abstimmen.

Sicherheit und Lagerung
Frischer Saft sollte am besten gleich nach dem Pressen verzehrt werden, da er schnell seinen Nährwert verlieren kann. Wenn Sie Saft aufbewahren, bewahren Sie ihn in einem dicht verschlossenen Behälter auf und verbrauchen Sie ihn innerhalb von 24 Stunden, um den Nährstoffverlust zu minimieren. Waschen und schälen Sie Obst und Gemüse vor dem Entsaften immer, um Pestizide und Verunreinigungen zu entfernen.

Entsaften mit Vollwertkost ausgleichen
Während das Entsaften eine wertvolle Ergänzung Ihrer Ernährung sein kann, sollte es Vollwertkost nicht ersetzen, insbesondere da Saft keine Ballaststoffe enthält, die für eine gesunde Verdauung von entscheidender Bedeutung sind. Stellen Sie sicher, dass Ihre Ernährung abwechslungsreich und ausgewogen bleibt, einschließlich vollwertigem Obst und Gemüse, Getreide, Proteinen und Fetten.

Das Entsaften bietet eine hervorragende Möglichkeit, die Nährstoffaufnahme zu steigern und kann ein wunderbarer Teil Ihrer täglichen Gesundheitsroutine sein. Wenn Sie verstehen, wie Sie einen Entsafter auswählen, welche Produkte Sie auswählen und wie Sie Saft sicher zubereiten und lagern, können Sie alle Vorteile des Entsaftens genießen und gleichzeitig eine ausgewogene Ernährung beibehalten. Ganz gleich, ob Sie ein erfahrener Entsafter sind oder gerade erst anfangen: Der Schlüssel

liegt darin, Spaß zu haben und die
lebendigen Aromen zu genießen, die die
Natur bietet.

Kapitel 3: Aufgeladene Säfte für die Libido

Aphrodisierende Inhaltsstoffe: Ein Leitfaden für libidosteigernde Früchte, Gemüse und Kräuter

Supercharged Juices for Libido: Aphrodisiac Ingredients ist ein umfassender Leitfaden, der Einzelpersonen dabei helfen soll, ihre Libido durch die Kraft natürlicher Säfte zu steigern. Dieser Leitfaden taucht in die Welt der aphrodisierenden Früchte, Gemüse und Kräuter ein und erklärt deren Vorteile und wie sie zur Herstellung wirksamer, die Libido steigernder Getränke verwendet werden können. Das Buch ist nicht nur eine Rezeptsammlung, sondern auch eine Bildungsressource zur Verbesserung der sexuellen Gesundheit und der allgemeinen Vitalität durch Ernährung.

- Erklärte Schlüsselkonzepte:

1. Libido verstehen:
Das Buch beginnt mit einer Untersuchung darüber, was Libido ist und wie sie von verschiedenen Faktoren wie Hormonen, Stress, Schlaf und der allgemeinen Gesundheit beeinflusst wird. Es bildet die Grundlage für das Verständnis, warum bestimmte Lebensmittel einen Einfluss auf das sexuelle Verlangen und die sexuelle Leistungsfähigkeit haben.

2. Die Rolle der Ernährung für die sexuelle Gesundheit:
Es gibt eine ausführliche Diskussion darüber, wie Ernährung eine entscheidende Rolle für die sexuelle Gesundheit spielt. Es geht darum, wie sich Nährstoffe auf den Hormonhaushalt, die Durchblutung und das Energieniveau auswirken, die alle für eine gesunde Libido von entscheidender Bedeutung sind.

- Detaillierter Blick auf die aphrodisierenden Inhaltsstoffe:

3. Früchte:
- Wassermelone: Reich an Citrullin, das die Durchblutung der Geschlechtsorgane fördert.
- Avocado: Reichhaltig mit Kalium und Vitamin E, steigert Energie und Ausdauer.
- Bananen: Reich an Kalium und B-Vitaminen, wichtig für die Hormonproduktion.
- Feigen: Feigen werden für ihre Form und Textur geschätzt und sind reich an Aminosäuren, die die Libido steigern können.

4. Gemüse:
- Sellerie: Enthält Androstenon und Androstenol, Pheromone, die die sexuelle Erregung steigern können.
- Spinat: Reich an Magnesium, das zur Erweiterung der Blutgefäße für eine bessere Durchblutung beitragen kann.

- Rüben: Bekannt für ihre Fähigkeit, die Stickoxidproduktion anzukurbeln und die Durchblutung zu verbessern.

5. Kräuter:
- Ginseng: Eine kraftvolle Wurzel, die dafür bekannt ist, die Erektionsfähigkeit und das sexuelle Verlangen zu steigern.
- Maca: Oft als peruanisches Viagra bezeichnet, hilft es, den Hormonhaushalt auszugleichen und die Ausdauer zu steigern.
- Ginkgo Biloba: Verbessert die Durchblutung und soll die sexuelle Funktion durch die Stimulierung der Durchblutung verbessern.

- Rezepte und Saftkombinationen:

6. Saftrezepte:
Das Buch bietet eine Vielzahl von Rezepten, die diese aphrodisierenden Zutaten zu köstlichen und wirksamen Säften kombinieren. Jedes Rezept enthält detaillierte Anweisungen und

Nährwertangaben, die erklären, wie jede Zutat zur Steigerung der Libido beiträgt.

7. So integrieren Sie diese Säfte in Ihren Alltag:
Praktische Ratschläge zur Integration dieser Säfte in die täglichen Mahlzeiten, entweder als Stärkungsmittel am Morgen, als Energiespender am Nachmittag oder als intimer Auftakt für einen Abend.

- Gesundheitsaspekte:

8. Sicherheit und Allergien:
Wichtige Vorsichtsmaßnahmen und mögliche Nebenwirkungen im Zusammenhang mit bestimmten Inhaltsstoffen werden besprochen. Das Buch empfiehlt, vor Beginn einer neuen Diät einen Arzt zu konsultieren, insbesondere für Personen mit Grunderkrankungen oder die Einnahme von Medikamenten.

9. Balance zwischen libidosteigernden Säften und einem gesunden Lebensstil: Betont, dass diese Säfte zwar die sexuelle Gesundheit unterstützen können, aber am effektivsten sind, wenn sie in Verbindung mit einer ausgewogenen Ernährung, regelmäßiger Bewegung und ausreichend Schlaf eingenommen werden.

Aufgeladene Säfte für die Libido: Aphrodisiac Ingredients zielt nicht nur darauf ab, die sexuelle Vitalität durch bestimmte Lebensmittel zu steigern, sondern auch einen ganzheitlichen Ansatz für Gesundheit und Wohlbefinden zu fördern. Es ist ein unverzichtbarer Leitfaden für alle, die ihre Libido auf natürliche Weise steigern und ihre sexuelle Gesundheit durch die Kraft des Entsaftens verbessern möchten.

Rezepte für energiesteigernde Säfte

Heutzutage kann es oft eine Herausforderung sein, das Energieniveau und eine gesunde Libido aufrechtzuerhalten. Die Ernährung spielt eine entscheidende Rolle, um beides zu verbessern, und die Einbeziehung spezifischer, nährstoffreicher Säfte in Ihren Alltag kann eine wirkungsvolle Möglichkeit sein, Ihre Vitalität und sexuelle Gesundheit zu steigern. In diesem Leitfaden werden verschiedene energiesteigernde Saftrezepte vorgestellt, die speziell zur Steigerung der Libido und des allgemeinen Wohlbefindens entwickelt wurden.

Die Rolle der Ernährung bei der Libido
Die Libido oder das sexuelle Verlangen kann durch eine Vielzahl von Faktoren beeinflusst werden, darunter Hormonspiegel, Stress, Schlafqualität und die allgemeine

Gesundheit. In all diesen Bereichen spielen Nährstoffe eine direkte Rolle. Bestimmte Vitamine und Mineralien können beispielsweise den Testosteron- und Östrogenspiegel steigern, die Durchblutung verbessern und die Stimmung verbessern, was alles die Libido steigern kann.

Wichtige Nährstoffe zur Steigerung der Libido
- Vitamin C: Fördert die Durchblutung und steigert die Erregung. Kommt in Orangen, Erdbeeren und Kiwi vor.
- Zink: Steigert die Testosteronproduktion, die sowohl für die männliche als auch für die weibliche Libido unerlässlich ist. Reichhaltige Quellen sind Spinat, Knoblauch und Kürbiskerne.
- Magnesium: Reduziert Stress und Ängste und steigert dadurch möglicherweise die Libido. Erhältlich in Blattgemüse wie Spinat und Mangold.

- Kalium: Unterstützt den Hormonhaushalt und das Energieniveau. Bananen und Avocados sind großartige Quellen.
- Antioxidantien: Bekämpfen oxidativen Stress und unterstützen die Gefäßgesundheit, die für die sexuelle Funktion von entscheidender Bedeutung ist. Beeren, Granatäpfel und Rüben sind eine ausgezeichnete Wahl.

Aufgeladene Saftrezepte
Hier sind einige Rezepte zur Steigerung von Energie und Libido:

1. Tropisches Verlangen
   - 1 Tasse frische Ananas
   - 1 Orange, geschält
   - 1/2 Banane
   - 1/2 Zoll Ingwerwurzel
   - Optional: Eine Prise Cayennepfeffer für den Extra-Kick

 Dieser Saft ist reich an Vitamin C aus Orange und Ananas und verbessert die

Durchblutung und die Stimmung. Ingwer sorgt für einen pikanten Geschmack und regt die Durchblutung an.

2. Beerenglück
  - 1 Tasse gemischte Beeren (Erdbeeren, Blaubeeren, Himbeeren)
  - 1 kleine Rote Bete, geschält und in Scheiben geschnitten
  - 1/2 Apfel für die Süße

  Beeren und Rüben sind reich an Antioxidantien, die die Gefäßgesundheit unterstützen und die Durchblutung verbessern, was die Libido steigern kann.

3. Grünes Elixier
  - 1 Tasse Spinat
  - 1 grüner Apfel
  - 1/2 Gurke
  - 1/2 Zitrone, geschält
  - Eine Handvoll Minze

Dieser grüne Saft ist reich an Magnesium, um Stress abzubauen und die Stimmung zu verbessern. Der erfrischende Geschmack von Minze und Zitrone trägt zu den belebenden Eigenschaften des Saftes bei.

4. Gewürzter Sonnenaufgang
  - 1 große Karotte
  - 1/2 Süßkartoffel, geschält
  - 1/2 Zoll Kurkuma- oder Ingwerwurzel
  - 1/4 Teelöffel Zimt

Sowohl Karotten als auch Süßkartoffeln sind reich an Vitamin A und Antioxidantien, die für die Hormonsynthese und die Steigerung der Libido unerlässlich sind. Kurkuma und Zimt helfen, Entzündungen zu reduzieren und die Herzgesundheit zu verbessern.

5. Avocado-Love-Smoothie
  - 1 reife Avocado
  - 1 Banane
  - 1 Tasse Kokoswasser

- 1 Esslöffel Honig oder nach Geschmack

Avocado ist reich an Kalium und herzgesunden Fetten, die für die Hormonproduktion und Libido unerlässlich sind. Banane sorgt für eine cremige Textur und zusätzliches Kalium.

Nutzung und Vorteile
Diese Säfte werden am besten frisch verzehrt, idealerweise morgens oder am frühen Nachmittag, um ihre belebende Wirkung zu maximieren. Regelmäßiger Verzehr kann zu einem verbesserten Energieniveau, einer besseren Durchblutung, einer verbesserten Stimmung und einer spürbaren Steigerung der Libido führen.

Indem Sie diese aufgeladenen Säfte in Ihre tägliche Ernährung integrieren, steigern Sie nicht nur Ihre Libido, sondern tragen auch zu Ihrer allgemeinen Gesundheit bei. Diese nährstoffreichen Getränke bieten eine natürliche und köstliche Möglichkeit, Ihre sexuelle Gesundheit und Ihr Energieniveau zu steigern.

Säfte zur Verbesserung der Durchblutung und Durchblutung

Wenn es um die Steigerung der Libido und die Verbesserung der sexuellen Gesundheit geht, kann die Rolle der Ernährung nicht genug betont werden. Hochgeladene Säfte voller spezifischer Nährstoffe können die Durchblutung und Durchblutung erheblich verbessern, was für die sexuelle Leistungsfähigkeit und allgemeine Vitalität von entscheidender Bedeutung ist. In dieser detaillierten Untersuchung werden wir uns damit befassen, wie bestimmte Säfte zur Steigerung der Libido eingesetzt werden können, indem wir uns auf wichtige

Inhaltsstoffe konzentrieren, die die Durchblutung anregen und die Herz-Kreislauf-Gesundheit verbessern.

- Hauptzutaten für libidosteigernde Säfte

1. Rüben: Rüben sind reich an Nitraten, die der Körper in Stickoxid umwandelt. Stickstoffmonoxid trägt zur Erweiterung der Blutgefäße bei und verbessert die Durchblutung aller Körperteile, einschließlich des Genitalbereichs. Dies kann die erektile Funktion und die allgemeine sexuelle Erregung steigern.

2. Wassermelone: Diese Frucht enthält Citrullin, eine Aminosäure, die den Stickoxidspiegel im Körper erhöhen kann. Wie Rüben hat dies die Wirkung, die Blutgefäße zu entspannen und die Durchblutung zu steigern, was die sexuelle Ausdauer und Leistungsfähigkeit steigern kann.

3. Granatapfel: Studien haben gezeigt, dass Granatapfelsaft den Blutdruck senken und die Durchblutung verbessern kann. Granatapfel ist außerdem reich an Antioxidantien, die das Stickoxid im Körper vor der Zerstörung durch freie Radikale schützen.

4. Ingwer: Ingwer ist ein weiterer starker Durchblutungsförderer. Es wirkt, indem es die Blutgefäße erweitert und die Körperwärme erhöht, was wiederum dazu führt, dass die Durchblutung freier wird und das sexuelle Empfinden und Vergnügen gesteigert wird.

5. Knoblauch: Obwohl Knoblauch traditionell nicht in Säften verwendet wird, kann er eine wirkungsvolle Ergänzung zu Säften sein. Knoblauch enthält Allicin, das die Durchblutung verbessern und die Flexibilität der Blutgefäße erhöhen kann. Kleine Mengen können mit anderen

Gemüsesorten entsaftet werden, um den starken Geschmack zu überdecken.

6. Blattgemüse: Spinat, Grünkohl und anderes Blattgemüse sind ähnlich wie Rüben reich an Nitraten. Sie sind außerdem reich an Antioxidantien, Vitaminen und Mineralien, die die allgemeine Gesundheit fördern und die Gefäßgesundheit unterstützen.

- Erstellen Sie Ihren libidosteigernden Saft

Um einen aufgeladenen Saft zur Steigerung der Libido herzustellen, sollten Sie eine Kombination aus mehreren der oben aufgeführten Zutaten in Betracht ziehen. Ein starker Saft könnte beispielsweise aus Roter Bete, einer Scheibe Wassermelone, einer Handvoll Granatapfelkernen, einem kleinen Stück Ingwer und einem Blattgrün wie Spinat bestehen. Diese Kombination fördert nicht nur die Durchblutung, sondern verbessert auch die Ausdauer und kann dabei helfen, das Energieniveau aufrechtzuerhalten.

- Tipps zum Entsaften

- Verwenden Sie frische Zutaten: Verwenden Sie immer frisches Obst und Gemüse, um den Nährwert und den Geschmack Ihrer Säfte zu maximieren.
- Bio-Produkte: Wenn möglich, wählen Sie Bio-Produkte, um Pestizide und Chemikalien zu vermeiden, die den Hormonhaushalt und die allgemeine Gesundheit beeinträchtigen können.
- Richtige Flüssigkeitszufuhr: Denken Sie daran, dass die Flüssigkeitszufuhr für die allgemeine Gefäßgesundheit von entscheidender Bedeutung ist. Fügen Sie daher feuchtigkeitsspendende Inhaltsstoffe hinzu und trinken Sie über den Tag verteilt viel Wasser.
- Konsistenz ist der Schlüssel: Der regelmäßige Verzehr dieser Säfte kann dazu

beitragen, ihre Wirkung aufrechtzuerhalten, also integrieren Sie sie in Ihre tägliche Routine.

- Gesundheitsaspekte

Obwohl diese Säfte natürlich sind und allgemein als sicher gelten, ist es wichtig, sie im Rahmen einer ausgewogenen Ernährung zu sich zu nehmen. Menschen mit bestimmten Erkrankungen wie Nierensteinen oder gastroösophagealer Refluxkrankheit sollten Vorsicht walten lassen, insbesondere bei Rüben- und Zitrussäften. Konsultieren Sie immer einen Arzt, wenn Sie sich nicht sicher sind, ob Sie ein neues Element in Ihre Ernährung aufnehmen sollen, insbesondere wenn Sie Medikamente einnehmen oder an einer chronischen Erkrankung leiden.

Aufgeladene Säfte sind eine köstliche und natürliche Möglichkeit, die Libido zu steigern und die sexuelle Gesundheit zu verbessern, indem sie die Durchblutung und Durchblutung anregen. Indem Sie diese Säfte in Ihre tägliche Routine integrieren, können Sie den doppelten Nutzen einer gesteigerten sexuellen Vitalität und eines verbesserten allgemeinen Wohlbefindens genießen. Ganz gleich, ob es sich um einen erfrischenden Start in den Tag oder einen süßen Abschluss Ihrer Mahlzeiten handelt, diese Säfte könnten Ihrem Körper den nötigen Schub geben, um Höchstleistungen zu erbringen, sowohl im Schlafzimmer als auch außerhalb.

Kapitel 4: Entsaften für den Hormonhaushalt

Hormonelle Einflüsse auf die Libido verstehen

Das hormonelle Gleichgewicht ist entscheidend für die Aufrechterhaltung der allgemeinen Gesundheit und des Wohlbefindens, einschließlich der sexuellen Gesundheit und der Libido. Das endokrine System, das die Hormone reguliert, beeinflusst alles von der Stimmung und dem Energieniveau bis hin zur Sexualfunktion und Libido. Hormonelle Ungleichgewichte können zu verschiedenen Symptomen führen, darunter Schwankungen im sexuellen Verlangen. Entsaften als Teil einer ausgewogenen Ernährung kann eine natürliche und wirksame Möglichkeit sein, den Hormonhaushalt zu unterstützen und möglicherweise die Libido zu steigern.

Hormone und Libido verstehen

Die Libido oder das sexuelle Verlangen wird größtenteils durch Hormone wie Östrogen, Testosteron und Progesteron beeinflusst. Bei Frauen spielen Östrogen und Progesteron eine wichtige Rolle bei der Sexualfunktion und beeinflussen alles vom sexuellen Verlangen bis zur vaginalen Befeuchtung. Bei Männern ist Testosteron das Schlüsselhormon, das die Libido beeinflusst. Ein Ungleichgewicht dieser Hormone kann zu einer verminderten Libido und anderen sexuellen Gesundheitsproblemen führen.

Die Rolle der Ernährung im Hormonhaushalt

Die Ernährung spielt eine zentrale Rolle bei der Unterstützung des endokrinen Systems. Vitamine, Mineralien und Antioxidantien in Obst und Gemüse helfen bei der Entgiftung des Körpers und unterstützen die

Produktion und Regulierung von Hormonen. Das Entsaften ist eine hervorragende Möglichkeit, eine konzentrierte Menge dieser Nährstoffe zu sich zu nehmen, was zur Verbesserung des gesamten Hormongleichgewichts beitragen kann.

Effektive Zutaten zum Entsaften

1. Kreuzblütler – Brokkoli, Grünkohl, Blumenkohl und Rosenkohl sind reich an Indol-3-Carbinol, das bei der Entgiftung von überschüssigem Östrogen aus dem Körper hilft. Dies ist besonders vorteilhaft für Frauen mit Östrogendominanz, einer Erkrankung, die die Libido unterdrücken kann.

2. Zitrusfrüchte – Zitrusfrüchte wie Orangen, Grapefruits und Zitronen sind reich an Vitamin C und helfen, die allgemeine Immunfunktion zu verbessern und den Cortisolspiegel zu senken. Erhöhtes

Cortisol kann sich negativ auf die Sexualhormone auswirken.

3. Rüben – Reich an dem Mineral Bor, das mit der Produktion von Sexualhormonen verbunden ist. Rüben tragen auch zur Verbesserung der Durchblutung bei, was die Libido steigern kann.

4. Ingwer – Ingwer ist für seine entzündungshemmenden Eigenschaften bekannt und kann die Durchblutung verbessern, was für die sexuelle Funktion wichtig ist.

5. Granatapfel – Studien deuten darauf hin, dass Granatapfelsaft den Testosteronspiegel sowohl bei Männern als auch bei Frauen erhöhen und möglicherweise das sexuelle Verlangen und die Stimmung steigern kann.

6. Blattgemüse – Spinat, Mangold und anderes Blattgemüse enthalten viel

Magnesium, ein Mineral, das die Produktion von Sexualhormonen unterstützt.

Entsaftungsrezepte für das hormonelle Gleichgewicht

1. Grüner Entgifter
  - 2 Tassen Grünkohl
  - 1 Tasse Spinat
  - 1/2 grüner Apfel
  - 1/2 Zitrone, geschält
  - 1 Zoll großes Stück Ingwer

Dieser Saft hilft bei der Entgiftung der Leber, die für die Regulierung der Hormone von entscheidender Bedeutung ist.

2. Rübenglück
  - 1 große Rübe
  - 1 Apfel
  - 1 Karotte
  - 1 Zoll großes Stück Ingwer

Diese Mischung unterstützt nicht nur die hormonelle Gesundheit, sondern verbessert auch die Durchblutung und steigert die Libido.

3. Zitrusexplosion
   - 2 Orangen
   - 1/2 Grapefruit
   - 1/2 Zitrone

 Dieser Vitamin-C-reiche Saft hilft, den Cortisolspiegel zu senken und unterstützt das allgemeine Hormongleichgewicht.

Beim Entsaften für den Hormonhaushalt geht es um mehr als nur die Verbesserung der Libido. Es umfasst einen ganzheitlichen Ansatz zur Ernährung des Körpers und zur Unterstützung des endokrinen Systems. Eine gut geplante Entsaftungskur, kombiniert mit einer ausgewogenen Ernährung und einem gesunden Lebensstil, kann erheblich zur hormonellen Gesundheit beitragen und sich positiv auf die Libido und die allgemeine Vitalität auswirken. Konsultieren Sie immer einen Arzt, bevor Sie mit einer neuen Ernährungsweise beginnen, insbesondere wenn Sie unter gesundheitlichen Vorerkrankungen leiden oder Medikamente einnehmen.

Hormonausgleichende Zutaten und Rezepte

Beim Entsaften für das hormonelle Gleichgewicht müssen Sie bestimmte Früchte, Gemüse und Kräuter in Ihre Ernährung integrieren, die für ihr Potenzial zur Regulierung des Hormonspiegels bekannt sind. Dieser Ansatz kann besonders hilfreich sein, um hormonelle Ungleichgewichte anzugehen, die sich auf die Stimmung, den Stoffwechsel, die Fruchtbarkeit und die allgemeine Gesundheit auswirken. Hier erforschen wir wichtige hormonausgleichende Inhaltsstoffe und stellen Rezepte zur Verfügung, um diese in eine ausgewogene Ernährung zu integrieren.

Hormonausgleichende Inhaltsstoffe:

1. Kreuzblütler:
   - Beispiele: Brokkoli, Blumenkohl, Grünkohl und Rosenkohl.
   - Vorteile: Dieses Gemüse enthält Indol-3-Carbinol, das im Körper in eine Verbindung namens DIM (Diindolylmethan) umgewandelt wird. DIM trägt zum Ausgleich des Östrogenspiegels bei und fördert nachweislich ein gesundes Gleichgewicht zwischen guten und potenziell schädlichen Östrogenmetaboliten.

2. Blattgemüse:
   - Beispiele: Spinat, Mangold und Grünkohl.
   - Vorteile: Reich an Magnesium, das eine entscheidende Rolle bei der Hormonregulation spielt. Magnesium kann

bei PMS-Symptomen helfen und die Schilddrüsenfunktion unterstützen.

3. Beeren:
  - Beispiele: Blaubeeren, Erdbeeren und Himbeeren.
  - Vorteile: Reich an Antioxidantien, die Zellen vor Schäden schützen, einschließlich Zellen, die Hormone produzieren. Sie tragen auch dazu bei, Entzündungen zu reduzieren und können bei der Bewältigung hormonell bedingter Stimmungsschwankungen helfen.

4. Zitrusfrüchte:
  - Beispiele: Zitronen, Orangen und Grapefruit.
  - Vorteile: Sie enthalten viel Vitamin C, das für die Funktion der Nebennieren unerlässlich ist. Die Nebennieren spielen eine wichtige Rolle bei der Hormonproduktion, darunter die Stresshormone Cortisol und Adrenalin.

5. Avocado:

- Vorteile: Reich an Beta-Sitosterol, das dabei helfen kann, das Stresshormon Cortisol auszugleichen. Avocados enthalten außerdem viel einfach ungesättigtes Fett, das für die Produktion von Fortpflanzungshormonen von entscheidender Bedeutung ist.

6. Samen:
  - Beispiele: Leinsamen, Chiasamen und Kürbiskerne.
  - Vorteile: Leinsamen sind besonders für ihre Lignane bekannt, die dabei helfen können, den Östrogenspiegel auszugleichen. Kürbiskerne sind reich an Zink, das für die Testosteron- und Progesteronproduktion wichtig ist.

7. Rüben:
  - Vorteile: Reich an Nitraten, die die Durchblutung verbessern und zur Senkung des Blutdrucks beitragen können. Rüben enthalten außerdem Betain, das die Leberfunktion unterstützt und dem Körper

hilft, überschüssige Hormone auszuscheiden.

8. Kräuter:
  - Beispiele: Maca, Ashwagandha und Kurkuma.
  - Vorteile: Die Maca-Wurzel ist für ihre Fähigkeit bekannt, die Fruchtbarkeit zu steigern und den Hormonspiegel auszugleichen. Ashwagandha unterstützt die Schilddrüsenfunktion und hilft bei der Regulierung des Cortisolspiegels. Kurkuma hat mit seinem Wirkstoff Curcumin starke entzündungshemmende Eigenschaften und kann den Hormonhaushalt unterstützen.

Entsaftungsrezepte für den Hormonhaushalt:

1. Grüner Detox-Saft:
  - Zutaten: 1 Tasse Grünkohl, ½ Tasse Spinat, 1 grüner Apfel, ½ Gurke, 1 Selleriestange, Saft einer ½ Zitrone.

- Vorteile: Entgiftet den Körper und unterstützt die Gesundheit der Leber, die für den Hormonhaushalt unerlässlich ist.

2. Beeren-Zitrus-Boost:
   - Zutaten: 1 Tasse gemischte Beeren, 1 Orange, ½ Grapefruit, 1 Karotte.
   - Vorteile: Steigert die Aufnahme von Antioxidantien und unterstützt die Gesundheit der Nebennieren.

3. Entzündungshemmender Saft:
   - Zutaten: ½ Rote Bete, 1 Zoll Kurkumawurzel, 1 Zoll Ingwerwurzel, 1 Karotte, 1 Apfel.
   - Vorteile: Reduziert Entzündungen und unterstützt die Entgiftung der Leber.

4. Samen-Power-Saft:
   - Zutaten: 1 Apfel, 1 Birne, 1 Esslöffel gemahlene Leinsamen, 1 Esslöffel Chiasamen, Saft einer Zitrone.

- Vorteile: Gleicht Östrogen aus und fördert die Gesundheit des Verdauungssystems.

Wenn Sie das Entsaften als Hilfsmittel für den Hormonhaushalt verwenden, ist es wichtig, auf eine ausgewogene Ernährung zu achten und medizinisches Fachpersonal zu konsultieren, insbesondere bei Personen mit Schilddrüsenproblemen oder anderen Hormonstörungen. Das Entsaften kann eine wirksame Ergänzung zu Lebensstiländerungen, Medikamenten und anderen Ernährungsumstellungen sein, die darauf abzielen, ein hormonelles Gleichgewicht zu erreichen.

Stress- und Cortisolspiegel durch Entsaften bewältigen

Das Entsaften für den Hormonhaushalt, insbesondere bei der Bewältigung von Stress und Cortisolspiegel, bietet einen natürlichen und ganzheitlichen Ansatz zur Verbesserung der allgemeinen Gesundheit und des Wohlbefindens. Wenn unsere Hormone aus dem Gleichgewicht geraten, insbesondere Stresshormone wie Cortisol, kann dies zu verschiedenen Gesundheitsproblemen führen, darunter Müdigkeit, Gewichtszunahme und Stimmungsstörungen. Das Entsaften kann eine entscheidende Rolle bei der Regulierung dieser Hormone spielen, indem es den Körper mit einer konzentrierten Nährstoffquelle versorgt, die die hormonelle Gesundheit unterstützt.

Cortisol und seine Auswirkungen verstehen

Cortisol, oft als Stresshormon bezeichnet, wird von den Nebennieren als Reaktion auf Stress und niedrige Blutzuckerkonzentration produziert. Während Cortisol für verschiedene Körperfunktionen lebenswichtig ist, einschließlich der Regulierung des Stoffwechsels und der Immunantwort, kann ein chronisch erhöhter Cortisolspiegel zu mehreren Gesundheitsproblemen führen. Dazu gehören unterdrückte Immunität, Bluthochdruck, hoher Blutzucker, Insulinresistenz, Heißhunger auf Kohlenhydrate, metabolisches Syndrom und erhöhtes Bauchfett.

- Wichtige Nährstoffe und ihre Rolle

Mehrere Nährstoffe sind besonders wichtig für die Kontrolle des Cortisolspiegels und die Verbesserung des Hormonhaushalts:

1. Vitamin C – Vitamin C kommt in großen Mengen in Zitrusfrüchten, Paprika und dunklem Blattgemüse vor und trägt nachweislich dazu bei, den Cortisolspiegel zu senken und die Reaktion des Körpers auf Stress zu verbessern.

2. Magnesium – Magnesium wird oft als Entspannungsmineral bezeichnet und kommt in Spinat, Mangold und Kürbiskernen vor. Es trägt zur Beruhigung des Nervensystems bei und ist für Hunderte biochemischer Reaktionen im Körper unerlässlich, darunter auch solche, die zur Regulierung des Cortisolspiegels beitragen.

3. B-Vitamine – Diese sind entscheidend für die Energieproduktion und die ordnungsgemäße Funktion des Nervensystems. B-Vitamine können helfen,

die Stimmung zu verbessern und Stress abzubauen, was zu einem niedrigeren Cortisolspiegel führt. Gute Quellen sind Blattgemüse, Rüben und Avocados.

4. Omega-3-Fettsäuren – Obwohl sie normalerweise nicht in Säften enthalten sind, kann die Zugabe eines Spritzers Leinsamenöl oder Chiasamen zu Ihrem Saft Omega-3-Fettsäuren liefern, die bekanntermaßen Entzündungen reduzieren und bei der Stressbewältigung helfen.

5. Antioxidantien – Obst und Gemüse wie Blaubeeren, Äpfel und Karotten sind reich an Antioxidantien, die oxidativen Stress bekämpfen, ein Nebenprodukt eines hohen Cortisolspiegels.

- Effektive Entsaftungsrezepte für das hormonelle Gleichgewicht

1. Grüne Güte – Spinat, Grünkohl, Gurke, grüner Apfel, Sellerie und Zitrone. Dieser

Saft ist reich an Magnesium, Vitamin C und B-Vitaminen.

2. Citrus Bliss – Orangen, Grapefruit, Zitrone und ein Hauch Minze. Diese erfrischende Mischung steigert Vitamin C und hilft so, den Cortisolspiegel zu regulieren.

3. Berry Boost – Blaubeeren, Erdbeeren, Himbeeren und eine kleine Rübe. Beeren und Rüben sind reich an Antioxidantien und natürlichen Nitraten, die die Durchblutung verbessern und Stress reduzieren.

4. Tropical Calm – Ananas-, Mango- und Kokoswasser. Ananas enthält Bromelain, ein Enzym, das die Verdauung verbessern und Entzündungen reduzieren kann.

- **Tipps zum Entsaften**

- Verwenden Sie immer frische
Bio-Produkte, um die Belastung durch
Pestizide zu minimieren.
- Trinken Sie den Saft auf nüchternen
Magen, um die Nährstoffaufnahme zu
maximieren.
- Vermeiden Sie die Zugabe von zu vielen
Früchten, um einer übermäßigen
Zuckeraufnahme vorzubeugen.
- Trinken Sie frisch zubereiteten Saft sofort,
um vom vollen Nährstoffgehalt zu
profitieren.

Die Integration von Saftzubereitungen in
Ihren Alltag kann eine wirkungsvolle
Möglichkeit sein, den Hormonhaushalt zu
unterstützen und Stress und Cortisolspiegel
in den Griff zu bekommen. Durch die
Auswahl der richtigen Zutaten können Sie
die natürliche Heilkraft von Obst und
Gemüse nutzen, um Ihre Gesundheit und
Widerstandsfähigkeit gegen Stress zu
verbessern. Denken Sie daran, dass
Entsaften zwar eine sinnvolle Ergänzung zu

einer ausgewogenen Ernährung sein kann, aber Teil eines umfassenden Gesundheitsansatzes sein sollte, der auch andere Lebensstilfaktoren wie regelmäßige Bewegung, ausreichend Schlaf und Techniken zur Stressbewältigung einbezieht.

Kapitel 5: Natürliche Unterstützung der sexuellen Gesundheit

Entgiftende Säfte für einen gesunden Körper und Geist

Die Aufrechterhaltung einer optimalen sexuellen Gesundheit ist für das allgemeine Wohlbefinden von entscheidender Bedeutung. Allerdings können viele Menschen aufgrund von Faktoren wie schlechter Ernährung, Bewegungsmangel, Stress und Umweltgiften mit Problemen im Zusammenhang mit der sexuellen Gesundheit zu kämpfen haben. Glücklicherweise gibt es natürliche Möglichkeiten, die sexuelle Gesundheit zu unterstützen, und eine wirksame Methode ist der Konsum entgiftender Säfte.

Sexuelle Gesundheit auf natürliche Weise unterstützen: Entgiftende Säfte für einen gesunden Körper und Geist untersucht die Schnittstelle zwischen Ernährung, Entgiftung und sexuellem Wohlbefinden. In diesem umfassenden Leitfaden erfahren die Leser, wie die Einbeziehung frischer, nährstoffreicher Säfte in ihre tägliche Routine dabei helfen kann, den Körper zu reinigen, die Vitalität zu steigern und die sexuelle Funktion zu verbessern.

Es befasst sich mit häufigen Problemen, die sich auf die Sexualfunktion auswirken können, wie etwa hormonelle Ungleichgewichte, Entzündungen und oxidativer Stress, und erklärt, wie entgiftende Säfte dabei helfen können, diese zugrunde liegenden Faktoren anzugehen.

Jedes Kapitel befasst sich mit einem anderen Aspekt der sexuellen Gesundheit und bietet köstliche Saftrezepte, die speziell auf diese Bereiche zugeschnitten sind. Von hormonausgleichenden Mischungen bis hin zu antioxidantienreichen Zubereitungen finden die Leser eine Vielzahl von Rezepten, die darauf zugeschnitten sind, Libido, Ausdauer, Fruchtbarkeit und allgemeine sexuelle Vitalität zu unterstützen.

Darüber hinaus geht das Buch über reine Rezepte hinaus und bietet ausführliche Informationen zu den ernährungsphysiologischen Vorteilen der einzelnen in den Säften verwendeten Zutaten. Die Leser erfahren mehr über die spezifischen Vitamine, Mineralien, Antioxidantien und Phytonährstoffe, die in Obst, Gemüse und Kräutern enthalten sind und zur sexuellen Gesundheit und zum Wohlbefinden beitragen.

Darüber hinaus betont das Buch die Bedeutung einer ganzheitlichen Gesundheit, indem es Lebensstilfaktoren diskutiert, die sich auf die sexuelle Funktion auswirken können, wie etwa Bewegung,

Stressbewältigung und ausreichend Schlaf. Es bietet praktische Tipps und Strategien zur Integration dieser Praktiken in den Alltag, um ein ausgeglichenes und erfülltes Sexualleben zu fördern.

„Supporting Sexual Health Naturally" befasst sich auch mit häufigen Missverständnissen und Mythen rund um sexuelle Gesundheit und Entgiftung und bietet evidenzbasierte Informationen, die den Lesern die Möglichkeit geben, fundierte Entscheidungen über ihre Gesundheit zu treffen.

Insgesamt dient dieses Buch als umfassende Ressource für alle, die ihre sexuelle Gesundheit auf natürliche Weise optimieren möchten. Unabhängig davon, ob Sie mit bestimmten sexuellen Gesundheitsproblemen zu kämpfen haben oder einfach nur Ihr allgemeines Wohlbefinden verbessern möchten, bieten die in diesem Leitfaden beschriebenen entgiftenden Säfte und Lebensstilstrategien einen ganzheitlichen Ansatz zur Unterstützung der sexuellen Vitalität und zur Erzielung eines gesunden Körpers und Geistes.

Durch die Nutzung der Kraft der heilenden Inhaltsstoffe der Natur und einen ganzheitlichen Wellness-Ansatz können sich die Leser auf eine Reise zu mehr sexueller Gesundheit, Vitalität und Erfüllung begeben. „Supporting Sexual Health Naturally" ist nicht nur ein Buch – es ist ein Leitfaden für ein gesünderes, glücklicheres und lebendigeres Leben.

Rezepte zur Unterstützung des Immunsystems und zum allgemeinen Wohlbefinden

Die Aufrechterhaltung einer optimalen sexuellen Gesundheit ist insgesamt von entscheidender BedeutungWohlbefinden hAngesichts der Fülle an verarbeiteten Lebensmitteln und Stressfaktoren durch den Lebensstil fällt es vielen Menschen jedoch schwer, ihrer sexuellen Gesundheit Priorität einzuräumen. Ziel dieser Mitteilung ist es, wertvolle Einblicke und Anleitungen zur natürlichen Unterstützung der sexuellen Gesundheit durch gesunde Rezepte zu liefern, die das Immunsystem stärken und das allgemeine Wohlbefinden fördern sollen.

Das Verständnis für die Bedeutung der sexuellen Gesundheit geht über die körperliche Intimität hinaus. es umfasst emotionales, mentales und soziales Wohlbefinden. Die Unterstützung der sexuellen Gesundheit erfordert einen ganzheitlichen Ansatz, der verschiedene Faktoren berücksichtigt, darunter

Ernährung, Bewegung, Stressbewältigung und Schlafhygiene.

Die Rolle der Ernährung für die sexuelle Gesundheit:
Die Ernährung spielt eine entscheidende Rolle bei der Unterstützung der sexuellen Gesundheit, indem sie essentielle Nährstoffe liefert, die den Körper mit Energie versorgen und das hormonelle Gleichgewicht fördern. Die Aufnahme nährstoffreicher Lebensmittel in Ihre Ernährung kann die Libido steigern, die sexuelle Funktion verbessern und die allgemeine Vitalität steigern. Die in diesem Buch enthaltenen Rezepte sind sorgfältig zusammengestellt, um die Kraft natürlicher Zutaten zu nutzen, die für ihre aphrodisierenden Eigenschaften und immunstärkenden Eigenschaften bekannt sind.

Rezepte zur Unterstützung des Immunsystems:

Ein starkes Immunsystem ist für die Aufrechterhaltung der sexuellen Gesundheit und des allgemeinen Wohlbefindens von entscheidender Bedeutung. Die Rezepte in diesem Buch konzentrieren sich auf die Verwendung immunstärkender Zutaten wie Obst, Gemüse, Kräuter und Gewürze, die reich an Antioxidantien, Vitaminen und Mineralien sind. Von kräftigen Smoothie-Bowls bis hin zu nahrhaften Suppen und herzhaften Salaten ist jedes Rezept darauf ausgelegt, die Immunfunktion zu unterstützen und die Vitalität zu steigern.

Aphrodisierende Lebensmittel und ihre Vorteile:
Bestimmte Lebensmittel werden seit Jahrhunderten wegen ihrer aphrodisierenden Eigenschaften verehrt, von denen angenommen wird, dass sie das sexuelle Verlangen, die Erregung und die Leistungsfähigkeit steigern. Dieses Buch untersucht die Wissenschaft hinter diesen

aphrodisierenden Lebensmitteln und wie sie sich positiv auf die sexuelle Gesundheit auswirken können. Von dekadenten Desserts aus dunkler Schokolade über verlockende Meeresfrüchtegerichte bis hin zu aromatischen Kräutertees zelebriert jedes Rezept die sinnlichen Freuden des Essens und nährt gleichzeitig Körper und Seele.

Stressmanagement und sexuelle Gesundheit:
Chronischer Stress kann sich negativ auf die sexuelle Gesundheit auswirken, indem er den Hormonspiegel, die Libido und die allgemeine Vitalität beeinträchtigt. Die Einbeziehung stressreduzierender Praktiken wie Meditation, Yoga und Achtsamkeit kann zur Entspannung beitragen und das sexuelle Wohlbefinden steigern. Die Rezepte in diesem Buch werden durch Tipps zur Stressbewältigung und zur Förderung von Ruhe und Ausgeglichenheit im Alltag ergänzt.

Schlaf und sexuelle Gesundheit:
Guter Schlaf ist für die sexuelle Gesundheit
und das allgemeine Wohlbefinden von
entscheidender Bedeutung. Schlechter
Schlaf kann den Hormonhaushalt stören,
die Libido verringern und die sexuelle
Funktion beeinträchtigen. Dieses Buch
enthält Rezepte zur Unterstützung eines
erholsamen Schlafs und enthält Zutaten, die
für ihre beruhigenden und schlaffördernden
Eigenschaften bekannt sind. Von
beruhigenden Kräutertees bis hin zu
nährenden Snacks vor dem Schlafengehen
zielt jedes Rezept darauf ab, die
Schlafqualität zu verbessern und den Körper
zu regenerieren.

Die natürliche Unterstützung der sexuellen
Gesundheit ist eine Reise, die mit der
Ernährung von Körper, Geist und Seele
beginnt. Indem Sie nährstoffreiche
Lebensmittel, stressreduzierende Praktiken
und erholsame Schlafgewohnheiten in Ihren
Lebensstil integrieren, können Sie die

sexuelle Vitalität steigern, die Immunfunktion stärken und das allgemeine Wohlbefinden fördern. Die Rezepte und Erkenntnisse in diesem Buch sollen Sie auf Ihrem Weg zu optimaler sexueller Gesundheit und Vitalität inspirieren und stärken.

Säfte zur Verbesserung der Schlafqualität und Wiederherstellung der Vitalität

Die Aufrechterhaltung der sexuellen Gesundheit und Vitalität ist heutzutage von entscheidender Bedeutung für das allgemeine Wohlbefinden und die Lebensqualität. Dennoch kämpfen viele Menschen mit Problemen wie geringer Libido, erektiler Dysfunktion und verminderter sexueller Zufriedenheit, oft aufgrund von Faktoren wie Stress, schlechter Schlafqualität und unzureichender Ernährung.

Diese Notiz soll wertvolle Erkenntnisse darüber liefern, wie natürliche Heilmittel, insbesondere Säfte aus frischem Obst und Gemüse, die sexuelle Gesundheit unterstützen können, indem sie die Schlafqualität verbessern und die Vitalität wiederherstellen. Durch die Nutzung der Kraft der Natur können Einzelpersonen ihre sexuelle Vitalität steigern, ihren Körper verjüngen und in ihren intimen Beziehungen eine größere Zufriedenheit erfahren.

Den Zusammenhang zwischen Schlafqualität und sexueller Gesundheit verstehen

Guter Schlaf ist für die Aufrechterhaltung einer optimalen sexuellen Gesundheit und Funktion von größter Bedeutung. Während des Schlafs durchläuft der Körper wesentliche Prozesse wie die Hormonregulierung, die Gewebereparatur und die Verjüngung, die alle zum allgemeinen Wohlbefinden, einschließlich der sexuellen Vitalität, beitragen. Umgekehrt kann eine schlechte Schlafqualität den Hormonhaushalt stören, das Stressniveau erhöhen und die Libido und die sexuelle Leistungsfähigkeit verringern.

Die Rolle der Ernährung für die sexuelle Gesundheit

Die Ernährung spielt eine entscheidende Rolle bei der Unterstützung der sexuellen Gesundheit, indem sie den Körper mit essentiellen Nährstoffen und Antioxidantien versorgt, die den Hormonhaushalt fördern, die Durchblutung verbessern und die allgemeine Vitalität steigern. Insbesondere Obst und Gemüse sind reichhaltige Quellen für Vitamine, Mineralien und

Phytonährstoffe, die sich nachweislich positiv auf die Sexualfunktion und die Libido auswirken.

Die Kraft des Entsaftens für die sexuelle Gesundheit

Das Entsaften bietet eine bequeme und effiziente Möglichkeit, eine Vielzahl nährstoffreicher Obst- und Gemüsesorten in die Ernährung zu integrieren und so die sexuelle Gesundheit und Vitalität deutlich zu steigern. Durch die Gewinnung der natürlichen Säfte aus frischen Produkten können Menschen wichtige Nährstoffe und Antioxidantien in einer köstlichen und leicht verdaulichen Form konzentrieren und so eine optimale Gesundheit von innen heraus fördern.

Hauptzutaten für Säfte zur sexuellen Gesundheit

Mehrere Obst- und Gemüsesorten sind für ihre aphrodisierenden Eigenschaften und ihre Fähigkeit, die sexuelle Gesundheit zu unterstützen, bekannt. Zutaten wie Wassermelone, Granatapfel, Rüben, Spinat und Ingwer sind reich an Vitaminen, Mineralien und bioaktiven Verbindungen, die die Durchblutung fördern, die Ausdauer steigern und die Libido steigern.

Rezepte für Säfte zur sexuellen Gesundheit

- *Passion Pomegranate Elixir*: Dieser Saft ist eine verlockende Mischung aus frischen Granatapfelkernen, Wassermelone und Ingwer und strotzt nur so vor Antioxidantien und Nährstoffen, die die Durchblutung fördern und die Libido steigern.

- *Vitality Beet Booster*: Dieser Saft ist reich an Nitraten und Eisen und kombiniert Rüben, Karotten und Spinat, um die Durchblutung zu unterstützen, das

Energieniveau zu steigern und die sexuelle Ausdauer zu verbessern.

- *Sensual Green Goddess*: Dieser Saft ist eine revitalisierende Mischung aus Grünkohl, Gurke, Sellerie und grünem Apfel und liefert eine starke Dosis an Vitaminen und Mineralien, die das hormonelle Gleichgewicht und die allgemeine Vitalität fördern.

Integrieren Sie Säfte für die sexuelle Gesundheit in Ihre Routine

Das Hinzufügen von Säften für die sexuelle Gesundheit zu Ihrer täglichen Routine ist einfach und mühelos. Genießen Sie sie als erfrischendes Getränk am Morgen, als Muntermacher am Mittag oder als Auftakt für intime Momente mit Ihrem Partner. Experimentieren Sie mit verschiedenen Obst- und Gemüsekombinationen, um die Geschmacksrichtungen und Zutaten zu finden, die zu Ihnen passen.

Durch den Einsatz natürlicher Heilmittel wie Säfte für die sexuelle Gesundheit können Einzelpersonen proaktive Schritte zur Verbesserung der Schlafqualität, zur Wiederherstellung der Vitalität und zur Steigerung der sexuellen Zufriedenheit unternehmen. Mit der Kraft der Fülle der Natur können sie ihren Körper nähren, ihren Geist verjüngen und eine tiefere Verbindung zu ihrem sexuellen Selbst aufbauen. Lassen Sie diese Säfte eine köstliche und belebende Ergänzung auf Ihrem Weg zu optimaler sexueller Gesundheit und Vitalität sein.

Kapitel 6: Lifestyle-Tipps für optimales sexuelles Wohlbefinden

Übung und Bewegung: Steigern Sie Ihre Libido auf natürliche Weise

Sexuelles Wohlbefinden ist ein wesentlicher Bestandteil der allgemeinen Gesundheit und des Glücks, und die Einbeziehung regelmäßiger körperlicher Betätigung und Bewegung in Ihren Lebensstil kann eine wichtige Rolle dabei spielen, Ihre Libido und sexuelle Zufriedenheit auf natürliche Weise zu steigern. In dieser Notiz gehen wir auf die Bedeutung von Bewegung und Bewegung für das sexuelle Wohlbefinden ein und geben praktische Tipps, wie Sie körperliche Aktivität in Ihren Alltag integrieren können.

Den Zusammenhang zwischen Bewegung und Libido verstehen

Regelmäßige Bewegung hat nachweislich zahlreiche Vorteile für die sexuelle Gesundheit und Funktion. Körperliche Aktivität erhöht die Durchblutung des gesamten Körpers, einschließlich der Genitalien, was die Erregung und sexuelle Reaktionsfähigkeit steigern kann. Darüber hinaus werden durch Bewegung Endorphine und andere Wohlfühlhormone freigesetzt, wodurch Stress und Angstzustände reduziert werden, die häufige Hindernisse für das sexuelle Verlangen darstellen.

Arten von Übungen für sexuelles Wohlbefinden

1. Herz-Kreislauf-Training: Aktivitäten wie Gehen, Laufen, Schwimmen und Radfahren sind hervorragende Formen des Herz-Kreislauf-Trainings, die die Durchblutung verbessern, die Ausdauer steigern und das allgemeine Energieniveau steigern können, was alles zu einem

befriedigenderen Sexualleben beitragen kann.

2. Krafttraining: Der Aufbau von Muskelkraft und Ausdauer durch Aktivitäten wie Gewichtheben und Eigengewichtsübungen verbessert nicht nur die körperliche Fitness, sondern stärkt auch das Selbstvertrauen und das Körperbild, was zu einem größeren sexuellen Selbstwertgefühl führt.

3. Yoga und Pilates: Diese Geist-Körper-Übungen konzentrieren sich auf Flexibilität, Gleichgewicht und Achtsamkeit, fördern die Entspannung und reduzieren Spannungen in Körper und Geist. Insbesondere Yoga umfasst Posen, die speziell darauf ausgelegt sind, die Durchblutung des Beckenbereichs zu steigern und die sexuelle Funktion zu verbessern.

4. Beckenbodenübungen: Die Stärkung der Beckenbodenmuskulatur durch Übungen wie Kegelübungen kann das sexuelle Empfinden steigern, die Blasenkontrolle verbessern und dabei helfen, erektile Dysfunktion und andere sexuelle Gesundheitsprobleme zu verhindern.

Integrieren Sie Bewegung in Ihre Routine

1. Setzen Sie sich realistische Ziele: Legen Sie zunächst erreichbare Fitnessziele fest, die auf Ihrem aktuellen Fitnessniveau und Lebensstil basieren. Erhöhen Sie schrittweise die Intensität und Dauer Ihres Trainings, während sich Ihre Ausdauer und Kraft verbessern.

2. Finden Sie Aktivitäten, die Ihnen Spaß machen: Experimentieren Sie mit verschiedenen Arten von Übungen, um Aktivitäten zu finden, die Ihnen wirklich Spaß machen. Ganz gleich, ob Sie tanzen, wandern oder Sport treiben: Wenn Sie

unterhaltsame und unterhaltsame Aktivitäten in Ihren Tagesablauf integrieren, fühlt sich Bewegung weniger wie eine lästige Pflicht, sondern vielmehr wie ein lohnendes Erlebnis an.

3. Machen Sie es gesellig: Das Training mit einem Partner oder Freund kann das Training angenehmer machen und Sie motivieren, konsequent zu bleiben. Erwägen Sie, einem Sportteam, einem Fitnesskurs oder einer Trainingsgruppe beizutreten, um mit anderen in Kontakt zu treten, die Ihre Interessen teilen.

4. Planen Sie regelmäßige Trainingseinheiten ein: Behandeln Sie Bewegung als einen wesentlichen Teil Ihrer Selbstpflegeroutine, indem Sie regelmäßige Trainingseinheiten in Ihren Kalender eintragen. Streben Sie mindestens 150 Minuten aerobe Aktivität mittlerer Intensität oder 75 Minuten intensive Aktivität pro Woche an, zusammen mit

muskelstärkenden Übungen an zwei oder mehr Tagen.

5. Achten Sie auf Ihren Körper: Hören Sie auf die Signale Ihres Körpers und vermeiden Sie Überanstrengung oder Überanstrengung, insbesondere wenn Sie neu im Training sind oder sich von einer Verletzung erholen. Achten Sie darauf, wie sich verschiedene Arten von Übungen auf Ihr Energieniveau und Ihre Stimmung auswirken, und passen Sie Ihre Routine entsprechend an.

Die Einbeziehung regelmäßiger körperlicher Betätigung und Bewegung in Ihren Lebensstil ist eine wirksame Möglichkeit, Ihre Libido zu steigern, die sexuelle Funktion zu verbessern und das allgemeine sexuelle Wohlbefinden zu fördern. Indem Sie körperliche Aktivität priorisieren und sie zu einem festen Bestandteil Ihrer Routine machen, können Sie die zahlreichen Vorteile genießen, die Bewegung sowohl für Ihr körperliches als auch Ihr emotionales Wohlbefinden bietet. Denken Sie daran, dass jeder Schritt zur Verbesserung Ihrer Fitness ein Schritt in Richtung eines gesünderen und erfüllteren Sexuallebens ist.

Stressbewältigungstechniken für einen gesunden Geist und Körper

Sexuelles Wohlbefinden ist ein integraler Aspekt des allgemeinen Wohlbefindens und umfasst körperliche, geistige und emotionale Gesundheit. In der heutigen schnelllebigen Welt ist Stress zu einem häufigen Faktor geworden, der sich erheblich auf die sexuelle Gesundheit und Zufriedenheit auswirken kann. Ziel dieser Mitteilung ist es, umfassende Lifestyle-Tipps und Techniken zur

Stressbewältigung bereitzustellen, um ein optimales sexuelles Wohlbefinden zu fördern und einen gesunden Geist und Körper zu unterstützen.

Stress und sexuelles Wohlbefinden verstehen

Stress ist eine natürliche Reaktion auf verschiedene Herausforderungen im Leben, chronischer Stress kann jedoch schädliche Auswirkungen auf die sexuelle Gesundheit haben. Hoher Stress kann unter anderem zu verminderter Libido, erektiler Dysfunktion und Schwierigkeiten beim Erreichen eines Orgasmus führen. Darüber hinaus kann Stress die Beziehungen, die Kommunikation und die Intimität zwischen Partnern negativ beeinflussen.

Lifestyle-Tipps zur Förderung des sexuellen Wohlbefindens

1. Priorisieren Sie die Selbstfürsorge: Nehmen Sie an regelmäßigen Selbstfürsorgepraktiken teil, wie etwa ausreichend Schlaf, nahrhafter Ernährung, regelmäßiger Bewegung und Entspannungstechniken. Die Sorge um Ihre körperliche und geistige Gesundheit ist für das allgemeine Wohlbefinden, einschließlich der sexuellen Gesundheit, von entscheidender Bedeutung.

2. Stress effektiv bewältigen: Identifizieren Sie Stressquellen in Ihrem Leben und entwickeln Sie Strategien, um effektiv damit umzugehen. Dazu kann das Üben von Achtsamkeitsmeditation, Atemübungen, progressiver Muskelentspannung oder Yoga gehören. Finden Sie Aktivitäten, die Ihnen helfen, sich zu entspannen und zu entspannen und einen ruhigen und friedlichen Geisteszustand zu fördern.

3. Behalten Sie einen gesunden Lebensstil bei: Ein gesunder Lebensstil kann sich

positiv auf das sexuelle Wohlbefinden auswirken. Begrenzen Sie den Alkoholkonsum, vermeiden Sie das Rauchen und praktizieren Sie Safer Sex, um das Risiko sexuell übertragbarer Infektionen zu verringern. Ernähren Sie sich ausgewogen und reich an Obst, Gemüse, magerem Eiweiß und Vollkornprodukten, um die allgemeine Gesundheit und Vitalität zu unterstützen.

4. Kommunizieren Sie offen mit Ihrem Partner: Effektive Kommunikation ist der Schlüssel zu einer gesunden und befriedigenden sexuellen Beziehung. Besprechen Sie Ihre Wünsche, Sorgen und Grenzen offen und ehrlich mit Ihrem Partner. Gegenseitiges Verständnis und Respekt sind für die Förderung von Intimität und Verbundenheit in einer Beziehung unerlässlich.

5. Entdecken Sie Sinnlichkeit und Intimität: Konzentrieren Sie sich darauf, die

Sinnlichkeit und Intimität mit Ihrem Partner durch nicht-sexuelle Aktivitäten wie Kuscheln, Küssen und intime Gespräche zu steigern. Der Aufbau emotionaler Nähe und Verbindung kann die Intimität vertiefen und die Bindung zwischen Partnern stärken.

6. Suchen Sie bei Bedarf professionelle Hilfe auf: Wenn Stress oder andere Faktoren Ihr sexuelles Wohlbefinden erheblich beeinträchtigen, zögern Sie nicht, Unterstützung von einem Gesundheitsdienstleister oder einem Psychologen zu suchen. Sie können Anleitung, Unterstützung und Ressourcen bieten, um zugrunde liegende Probleme anzugehen und die sexuelle Gesundheit zu verbessern.

Optimales sexuelles Wohlbefinden lässt sich durch eine Kombination aus Lebensstilfaktoren, Stressbewältigungstechniken und offener

Kommunikation mit Ihrem Partner erreichen. Durch die Priorisierung der Selbstfürsorge, den effektiven Umgang mit Stress und die Förderung von Intimität und Verbindung können Einzelpersonen einen gesunden Geist und Körper fördern, was zu mehr sexueller Zufriedenheit und allgemeinem Wohlbefinden führt. Denken Sie daran, dass sexuelles Wohlbefinden ein wesentlicher Bestandteil eines erfüllten und ausgeglichenen Lebens ist und Aufmerksamkeit, Fürsorge und Fürsorge verdient.

Die Bedeutung von Kommunikation und Intimität in Beziehungen

Die Aufrechterhaltung des sexuellen Wohlbefindens ist entscheidend für das allgemeine Wohlbefinden und die

Zufriedenheit in der Beziehung. Diese Notiz dient als umfassender Leitfaden für Lebensstiltipps zur Förderung einer optimalen sexuellen Gesundheit, mit besonderem Schwerpunkt auf der Förderung der Kommunikation und Intimität in Beziehungen.

Sexuelles Wohlbefinden umfasst physische, emotionale, mentale und soziale Aspekte der Sexualität. Dazu gehört, sich positiv über den eigenen Körper zu fühlen, befriedigende sexuelle Erfahrungen zu machen und gesunde Beziehungen zu pflegen, die auf Vertrauen und Respekt basieren. Um sexuelles Wohlbefinden zu erreichen, ist ein ganzheitlicher Ansatz erforderlich, der sowohl individuelle als auch relationale Faktoren berücksichtigt.

Die Rolle der Kommunikation

Effektive Kommunikation ist der Grundstein für gesunde sexuelle Beziehungen. Ein offener und ehrlicher Dialog ermöglicht es den Partnern, ihre Wünsche, Grenzen und Bedenken auszudrücken und so gegenseitiges Verständnis und Vertrauen zu fördern. Kommunikation ermöglicht es Paaren auch, neue sexuelle Erfahrungen zu machen, eine Einwilligung auszuhandeln und Herausforderungen gemeinsam zu meistern.

Tipps zur Verbesserung der Kommunikation:

1. Schaffen Sie einen sicheren Raum: Schaffen Sie eine Umgebung, in der sich beide Partner wohl fühlen und sexuelle Themen ohne Angst vor Urteil oder Kritik besprechen können.
2. Üben Sie aktives Zuhören: Hören Sie aufmerksam auf die Bedürfnisse und

Wünsche Ihres Partners und bestätigen Sie seine Gefühle und Erfahrungen.

3. Seien Sie ehrlich und transparent: Teilen Sie Ihre eigenen Gedanken, Gefühle und Sorgen offen mit und fördern Sie so Transparenz und Authentizität in der Beziehung.

4. Verwenden Sie I-Aussagen: Kommunizieren Sie mit I-Aussagen, um Ihre eigenen Gefühle und Erfahrungen auszudrücken, ohne Ihrem Partner Vorwürfe zu machen oder ihn zu beschuldigen.

5. Suchen Sie professionelle Hilfe: Wenn weiterhin Kommunikationsbarrieren bestehen, ziehen Sie in Betracht, sich von einem Therapeuten oder Berater beraten zu lassen, der auf sexuelle Gesundheit und Beziehungen spezialisiert ist.

Die Kraft der Intimität

Intimität geht über körperliche Anziehung und sexuelle Aktivität hinaus; es beinhaltet emotionale Nähe, Verletzlichkeit und Verbindung zwischen Partnern. Die Pflege der Intimität stärkt die Bindung zwischen Paaren und steigert die Zufriedenheit in der Beziehung und die sexuelle Erfüllung. Intime Beziehungen zeichnen sich durch Vertrauen, Empathie und gegenseitige Unterstützung aus und fördern ein Gefühl der Sicherheit und Zugehörigkeit.

Tipps zur Förderung der Intimität:

1. Priorisieren Sie wertvolle gemeinsame Zeit: Nehmen Sie sich Zeit, um durch gemeinsame Aktivitäten, bedeutungsvolle Gespräche und liebevolle Gesten mit Ihrem Partner in Kontakt zu treten.
2. Drücken Sie Dankbarkeit und Wertschätzung aus: Erkennen und feiern Sie die Stärken, Bemühungen und Beiträge Ihres Partners zur Beziehung und fördern Sie so ein Gefühl der gegenseitigen Bewunderung und des Respekts.

3. Üben Sie körperliche Zuneigung: Nehmen Sie nicht-sexuelle Berührungen wie Kuscheln, Händchenhalten und Umarmen wahr, um das Gefühl von Nähe und Verbundenheit zu fördern.

4. Nehmen Sie die Verletzlichkeit an: Teilen Sie Ihrem Partner Ihre innersten Gedanken, Ängste und Träume mit, damit er Ihr authentisches Selbst sehen kann und umgekehrt.

5. Entdecken Sie gemeinsame Interessen: Entdecken Sie gemeinsam neue Hobbys, Interessen und Erfahrungen, vertiefen Sie Ihre Verbindung und schaffen Sie bleibende Erinnerungen.

Durch die Priorisierung von Kommunikation und Intimität in ihren Beziehungen können Einzelpersonen ihr sexuelles Wohlbefinden und ihre allgemeine Beziehungszufriedenheit steigern. Durch offenen Dialog, gegenseitigen Respekt und emotionale Verbindung können Paare

Herausforderungen meistern, Erfolge feiern und gemeinsam erfüllende und befriedigende sexuelle Erfahrungen pflegen. Denken Sie daran, dass sexuelles Wohlbefinden eine fortlaufende Reise ist, die Anstrengung, Engagement und Hingabe von beiden Partnern erfordert.

Kapitel 7: Integration des Entsaftens in die traditionelle Medizin

Erforschung der Schnittstelle zwischen Naturheilmitteln und moderner Medizin

Im Laufe der Jahre ist das Interesse an ganzheitlichen Ansätzen für Gesundheit und Wohlbefinden wieder gestiegen, und viele Menschen suchen nach natürlichen Heilmitteln als Ergänzung zu traditionellen medizinischen Behandlungen. Ein solcher Ansatz, der immer beliebter wird, ist das Entsaften – der Prozess, bei dem nährstoffreiche Säfte aus Obst und Gemüse extrahiert werden, um köstliche und nahrhafte Getränke herzustellen.

Diese Notiz befasst sich mit der Schnittstelle zwischen Saftherstellung und traditioneller Medizin und untersucht, wie diese beiden Ansätze integriert werden können, um die allgemeine Gesundheit und das Wohlbefinden zu fördern. Durch das Verständnis der Vorteile des Entsaftens und seiner potenziellen Synergien mit der modernen Medizin können Einzelpersonen fundierte Entscheidungen über ihre Gesundheit treffen und neue Wege der Heilung und Selbstfürsorge erkunden.

Die Vorteile des Entsaftens:
Das Entsaften bietet eine praktische und köstliche Möglichkeit, die Aufnahme von Obst und Gemüse zu steigern, das reich an essentiellen Vitaminen, Mineralien und Antioxidantien ist. Diese Nährstoffe spielen eine entscheidende Rolle bei der Unterstützung der natürlichen Entgiftungsprozesse des Körpers, der Stärkung des Immunsystems und der Förderung der allgemeinen Gesundheit und Vitalität.

Außerdem kann das Entsaften dazu beitragen, ein gesundes Gewicht zu halten, die Verdauung zu verbessern und das Energieniveau zu steigern. Durch den regelmäßigen Verzehr frischer, nährstoffreicher Säfte kann es zu einer Verbesserung der Haut, der Haare und des Gesamterscheinungsbildes sowie einer gesteigerten geistigen Klarheit und Konzentration kommen.

Integration mit der traditionellen Medizin: Obwohl das Entsaften kein Ersatz für herkömmliche medizinische Behandlungen ist, kann es bestehende Therapien ergänzen und die allgemeine Gesundheit und das Wohlbefinden unterstützen. Viele zum Entsaften verwendete Obst- und Gemüsesorten wurden auf ihre potenziellen gesundheitlichen Vorteile untersucht, einschließlich ihrer Fähigkeit, Entzündungen zu reduzieren, den Blutdruck zu senken und die Herz-Kreislauf-Gesundheit zu verbessern.

Durch die Einbeziehung frischer Säfte in die Ernährung können Menschen ihren Körper mit den essentiellen Nährstoffen versorgen, die er für eine optimale Gesundheit und Heilung benötigt. Entsaften kann neben konventionellen medizinischen Behandlungen auch als Teil eines ganzheitlichen Ansatzes zur Behandlung chronischer Erkrankungen wie Diabetes, Arthritis und Autoimmunerkrankungen eingesetzt werden.

Erkundung von Synergien und Überlegungen:
Bei der Integration der Saftherstellung in die traditionelle Medizin ist es wichtig, die individuellen Gesundheitsbedürfnisse, Vorlieben und etwaige bestehende Erkrankungen zu berücksichtigen. Die Beratung durch einen Arzt oder Ernährungsberater kann Einzelpersonen dabei helfen, personalisierte Entsaftungspläne zu entwickeln, die mit ihren allgemeinen Gesundheitszielen und

medizinischen Behandlungsplänen übereinstimmen.

Darüber hinaus ist es wichtig zu erkennen, dass das Entsaften zwar zahlreiche gesundheitliche Vorteile bieten kann, aber nicht für jeden geeignet ist. Einige Personen müssen möglicherweise aufgrund von Allergien, Empfindlichkeiten oder bestimmten Erkrankungen den Verzehr bestimmter Obst- und Gemüsesorten einschränken. Mäßigung und Abwechslung sind der Schlüssel zur Integration von Säften in eine ausgewogene Ernährung.

Die Integration der Saftherstellung in die traditionelle Medizin bietet eine spannende Gelegenheit, die Synergien zwischen Naturheilmitteln und modernen Gesundheitspraktiken zu erkunden. Durch die Einbeziehung frischer, nährstoffreicher Säfte in die Ernährung können Einzelpersonen ihre allgemeine Gesundheit und ihr Wohlbefinden unterstützen und gleichzeitig traditionelle medizinische Behandlungen ergänzen.

Letztendlich liegt der Schlüssel darin, ein Gleichgewicht zu finden, das für jeden Einzelnen funktioniert und dabei seine individuellen Gesundheitsbedürfnisse, Vorlieben und Lebensstilfaktoren berücksichtigt. Ob als tägliches Wellness-Ritual oder als Teil eines umfassenden Behandlungsplans: Entsaften hat das Potenzial, die Gesundheit, Vitalität und Langlebigkeit derjenigen zu verbessern, die seine Vorteile nutzen.

Zusammenarbeit mit Gesundheitsdienstleistern für ganzheitliches sexuelles Wohlbefinden

Im Laufe der Jahre hat das Konzept des ganzheitlichen sexuellen Wohlbefindens an Bedeutung gewonnen, da Einzelpersonen nach umfassenden Ansätzen suchen, um Probleme der sexuellen Gesundheit anzugehen, die über reine medizinische Behandlungen hinausgehen. Die Integration der Saftherstellung in die traditionelle Medizin bietet einen vielversprechenden Weg zur Steigerung des sexuellen Wohlbefindens, da sie die Vorteile nährstoffreicher Säfte mit evidenzbasierten medizinischen Interventionen kombiniert. In dieser Notiz werden die Synergien zwischen Saftherstellung und traditioneller Medizin untersucht und die Bedeutung der Zusammenarbeit mit Gesundheitsdienstleistern für optimale Ergebnisse hervorgehoben.

- Vorteile des Entsaftens für das sexuelle Wohlbefinden

- Nährstoffaufnahme: Das Entsaften ermöglicht die konzentrierte Aufnahme essentieller Vitamine, Mineralien und Antioxidantien, die die sexuelle Gesundheit unterstützen, einschließlich Vitamin C, Zink, Magnesium und Folsäure.

- Flüssigkeitszufuhr: Eine ausreichende Flüssigkeitszufuhr ist für eine optimale sexuelle Funktion unerlässlich, da sie zur Aufrechterhaltung der Durchblutung und Schmierung beiträgt. Säfte können zur Flüssigkeitszufuhr beitragen und gleichzeitig zusätzliche Nährstoffe liefern, die sich positiv auf das sexuelle Wohlbefinden auswirken.

- Entgiftung: Bestimmte Obst- und Gemüsesorten enthalten entgiftende Eigenschaften, die die Leberfunktion und den Hormonhaushalt unterstützen, was sich positiv auf die sexuelle Gesundheit auswirken kann.

- Alkalität: Säfte aus alkalireichen Lebensmitteln wie Blattgemüse und Gurken können dazu beitragen, den pH-Wert des Körpers auszugleichen und so ein Umfeld zu schaffen, das die sexuelle Vitalität begünstigt.

Zusammenarbeit mit Gesundheitsdienstleistern

Während das Entsaften wertvolle Vorteile für das sexuelle Wohlbefinden bieten kann, ist es wichtig, diesen Ansatz unter Anleitung von Gesundheitsdienstleistern in die traditionelle Medizin zu integrieren. Die Zusammenarbeit mit medizinischen Fachkräften, darunter Hausärzten, Gynäkologen, Urologen und Ernährungswissenschaftlern, gewährleistet einen umfassenden und evidenzbasierten Ansatz zur sexuellen Gesundheit.

- Wichtige Überlegungen zur Zusammenarbeit

- Krankengeschichte:
Gesundheitsdienstleister können
individuelle Krankengeschichten,
einschließlich zugrunde liegender
Gesundheitszustände, Medikamente und
Allergien, beurteilen, um Empfehlungen für
die Entsaftung anzupassen und die
Kompatibilität mit herkömmlichen
Behandlungen sicherzustellen.

- Ernährungsbedürfnisse:
Ernährungsberater oder Diätassistenten
können individuelle Ratschläge zu
Saftrezepten und Ernährungsumstellungen
geben, um spezifische Ernährungsdefizite
oder Gesundheitsziele im Zusammenhang
mit sexuellem Wohlbefinden anzugehen.

- Überwachung und Bewertung: Durch die
regelmäßige Überwachung sexueller
Gesundheitsindikatoren wie Libido, erektile
Funktion, Hormonspiegel und allgemeines
Wohlbefinden können

Gesundheitsdienstleister den Fortschritt verfolgen und Behandlungspläne nach Bedarf anpassen.

- Aufklärung und Unterstützung: Gesundheitsdienstleister spielen eine entscheidende Rolle bei der Aufklärung von Patienten über die Vorteile und Grenzen des Entsaftens für das sexuelle Wohlbefinden und beim Ausräumen von Bedenken oder Missverständnissen. Sie können auf dem Weg zu einer besseren sexuellen Gesundheit auch emotionale Unterstützung und Ermutigung bieten.

Die Integration von Entsaftungen in die traditionelle Medizin bietet einen ganzheitlichen Ansatz für sexuelles Wohlbefinden, der die physischen, emotionalen und ernährungsphysiologischen Aspekte der sexuellen Gesundheit berücksichtigt. Durch die Zusammenarbeit mit Gesundheitsdienstleistern können

Einzelpersonen die Synergien zwischen Entsaften und herkömmlichen Behandlungen nutzen, um ein optimales sexuelles Wohlbefinden zu erreichen und ihre allgemeine Lebensqualität zu verbessern.

Tipps zur sicheren und effektiven Kombination von Entsaften und Medikamenten

Das Entsaften erfreut sich zunehmender Beliebtheit als Methode zur Verbesserung von Gesundheit und Wohlbefinden und bietet eine bequeme Möglichkeit, eine Vielzahl von Obst- und Gemüsesorten in konzentrierter Form zu verzehren. Wenn es jedoch darum geht, das Entsaften mit traditioneller Medizin, insbesondere

Medikamenten, zu kombinieren, ist es wichtig, mit Vorsicht vorzugehen, um Sicherheit und Wirksamkeit zu gewährleisten. Dieser Hinweis enthält wertvolle Tipps und Überlegungen für Personen, die das Entsaften während der Einnahme von Medikamenten in ihre Wellness-Routine integrieren möchten.

Die Grundlagen verstehen

Bevor man sich mit der Integration von Entsaften und Medikamenten beschäftigt, ist es wichtig, ein solides Verständnis sowohl der Entsaftung als auch der traditionellen Medizin zu haben. Beim Entsaften wird Flüssigkeit aus Obst und Gemüse extrahiert, typischerweise mit einem Entsafter, um nährstoffreiche Getränke herzustellen. Die traditionelle Medizin umfasst ein breites Spektrum an Praktiken, einschließlich der von medizinischem Fachpersonal verschriebenen Arzneimittel zur

Behandlung verschiedener Gesundheitszustände.

Rücksprache mit dem Gesundheitsdienstleister

Einer der wichtigsten Schritte bei der Kombination von Saftherstellung und Medikamenten ist die Rücksprache mit einem Gesundheitsdienstleister. Medizinische Fachkräfte wie Ärzte oder Apotheker können individuelle Beratung basierend auf der Krankengeschichte, dem aktuellen Gesundheitszustand und dem spezifischen Medikamentenplan einer Person anbieten. Sie können Einblicke in mögliche Wechselwirkungen zwischen bestimmten Früchten, Gemüsesorten oder Nahrungsergänzungsmitteln, die üblicherweise bei der Saftherstellung verwendet werden, und verschriebenen Medikamenten geben.

Bewusstsein für mögliche Wechselwirkungen

Bestimmte Obst- und Gemüsesorten, die häufig zum Entsaften verwendet werden, können mit bestimmten Medikamenten interagieren und deren Absorption, Stoffwechsel oder Wirksamkeit beeinträchtigen. Es ist beispielsweise bekannt, dass Grapefruitsaft mit einer Vielzahl von Medikamenten interagiert, darunter Statine, bestimmte Blutdruckmedikamente und Immunsuppressiva. Andere Obst- und Gemüsesorten wie Grünkohl, Spinat und Brokkoli enthalten Verbindungen, die den Stoffwechsel bestimmter Medikamente beeinträchtigen können.

Timing-Überlegungen

Der Zeitpunkt des Entsaftens und der Medikamenteneinnahme ist ein weiterer wichtiger Aspekt, den es zu berücksichtigen gilt. Einige Medikamente müssen möglicherweise auf nüchternen Magen eingenommen werden, während andere zusammen mit einer Mahlzeit eingenommen werden sollten, um Nebenwirkungen zu minimieren oder die Absorption zu verbessern. Einzelpersonen sollten ihren Arzt konsultieren, um den besten Zeitpunkt für den Saftkonsum in Bezug auf ihren Medikamentenplan zu ermitteln.

Überwachung auf Nebenwirkungen

Wenn man das Entsaften mit Medikamenten kombiniert, ist es wichtig, auf etwaige Nebenwirkungen oder Veränderungen des Gesundheitszustands zu achten. Einzelpersonen sollten auf Symptome wie Übelkeit, Schwindel, Veränderungen des Blutdrucks oder des Blutzuckerspiegels oder andere ungewöhnliche Reaktionen achten, die nach dem Verzehr von Saft zusammen mit

Medikamenten auftreten können. Alle besorgniserregenden Symptome sollten umgehend einem Arzt zur weiteren Beurteilung gemeldet werden.

Personalisierter Ansatz

Es ist wichtig zu erkennen, dass die Kombination von Entsaftung und Medikamenten kein einheitlicher Ansatz ist. Faktoren wie individuelle Gesundheitsziele, Gesundheitszustand, Medikamenteneinnahme und Ernährungspräferenzen sollten alle berücksichtigt werden, wenn ein individueller Plan für das Entsaften neben der traditionellen Medizin entwickelt wird. Die enge Zusammenarbeit mit einem Gesundheitsdienstleister kann Einzelpersonen dabei helfen, ihre Entsaftungspraktiken so anzupassen, dass sie ihren gesamten Wellnessplan sicher und effektiv ergänzen.

Die Integration der Saftherstellung in die traditionelle Medizin kann ein wertvoller Bestandteil eines ganzheitlichen Ansatzes für Gesundheit und Wohlbefinden sein. Durch Befolgen der in diesem Hinweis aufgeführten Tipps können Einzelpersonen den Integrationsprozess selbstbewusst steuern und sicherstellen, dass das Entsaften ihre Medikamenteneinnahme verbessert und nicht beeinträchtigt. Mit sorgfältiger Überlegung und Anleitung durch medizinisches Fachpersonal können Einzelpersonen von den Vorteilen des Entsaftens profitieren und gleichzeitig ihre Gesundheitsprobleme effektiv in den Griff bekommen.

Abschluss

Ein gesünderes, lebendigeres Ich: Abschließende Gedanken zum Entsaften für die sexuelle Gesundheit

Bei der Erforschung der Integration von Saftpressen in die traditionelle Medizin zur Verbesserung der sexuellen Gesundheit ist es unerlässlich, die ganzheitliche Natur des Wohlbefindens zu erkennen. Bei der sexuellen Gesundheit geht es nicht nur um die körperliche Funktion; es umfasst auch emotionale, mentale und relationale Aspekte. Das Entsaften kann eine wichtige Rolle bei der Unterstützung der allgemeinen Gesundheit spielen, was sich wiederum positiv auf die sexuelle Vitalität und Zufriedenheit auswirken kann.

Durch die Versorgung des Körpers mit nährstoffreichen Säften kann der Kreislauf, der Hormonhaushalt und das Energieniveau unterstützt werden – alles Faktoren, die für eine optimale Sexualfunktion von entscheidender Bedeutung sind. Darüber hinaus kann die Fülle an Vitaminen, Mineralien und Antioxidantien in frischem Obst und Gemüse die Herz-Kreislauf-Gesundheit fördern, Entzündungen reduzieren und die natürlichen Entgiftungsprozesse des Körpers unterstützen, was alles zu einem gesteigerten sexuellen Wohlbefinden beiträgt.

Es ist wichtig, das Entsaften für die sexuelle Gesundheit als Teil einer umfassenden Lebensstilstrategie zu betrachten, die regelmäßige Bewegung, Stressbewältigung, ausreichend Schlaf und gesunde Beziehungen umfasst. Das Entsaften kann diese Lebensstilfaktoren ergänzen, indem es eine bequeme und angenehme Möglichkeit bietet, die Aufnahme essentieller Nährstoffe zu erhöhen, die die sexuelle Vitalität unterstützen.

Darüber hinaus ist es wichtig, sich mit medizinischem Fachpersonal, einschließlich Heilpraktikern, Ernährungsberatern und ganzheitlichen Praktikern, zu beraten, um sicherzustellen, dass das Entsaften mit den individuellen Gesundheitszielen und -bedürfnissen übereinstimmt. Die Kombination von Saftherstellung und traditioneller Medizin kann einen synergetischen Ansatz für Gesundheit und Wohlbefinden bieten und die Kraft moderner Wissenschaft und alter Weisheit nutzen, um Vitalität und Langlebigkeit zu fördern.

Entsaften für die sexuelle Gesundheit ist keine schnelle Lösung oder Einzellösung, sondern vielmehr ein wertvolles Instrument auf dem Weg zu ganzheitlichem Wohlbefinden. Durch das Entsaften als Teil eines ausgewogenen und gesundheitsbewussten Lebensstils können Menschen ihr volles Potenzial für Vitalität, Vergnügen und Erfüllung in allen Lebensbereichen freisetzen.

Ressourcen für weitere Erkundungen

- Bücher:
 - Die Saftbibel von Pat Crocker
 - Entsaften für die Gesundheit: 81 Entsaftungsrezepte und 76 Zutaten, die nachweislich Gesundheit und Vitalität verbessern, von Mendocino Press
 - Der vollständige Leitfaden zum Entsaften, überarbeitet und aktualisiert: Alles, was Sie wissen müssen, um das Beste aus Ihrem Entsafter herauszuholen von John Chatham

- Websites:
 - Entsaften für die Gesundheit (juicing-for-health.com)
 - Neustart mit Joe (rebootwithjoe.com)
 - Der Entsafter-Experte (thejuicingexpert.com)

- Online-Communitys:
- Facebook-Gruppe „Juicing for Health".
- Reddit Juicing Community (reddit.com/r/juicing)

- Podcasts:
- Der Entsafter-Podcast
– Der ultimative Gesundheits-Podcast

- Dokumentarfilme:
– Fat, Sick & Nearly Dead (2010) – Regie: Joe Cross
- Super Juice Me! (2014) – Regie: Jason Vale

- Professionelle Organisationen:
- Internationale Gesellschaft für Sexualmedizin (issm.info)
- American Association of Sexuality Educators, Counselors, and Therapists (aasect.org)
- Integrative Medizin für psychische Gesundheit (immh.org)

Diese Ressourcen bieten wertvolle Informationen, Inspiration und Unterstützung für diejenigen, die sich für die Erforschung der sexuellen Gesundheit und des allgemeinen Wohlbefindens durch Entsaften interessieren. Denken Sie daran, bei jeder Änderung Ihrer Ernährung oder Ihres Lebensstils Achtsamkeit und Berücksichtigung individueller Gesundheitsbedürfnisse anzugehen und sich immer an qualifiziertes medizinisches Fachpersonal zu wenden, um eine individuelle Anleitung und Beratung zu erhalten.

Anhang: Rezeptindex

Kurzanleitung zu libidosteigernden Saftrezepten

Willkommen bei der Kurzanleitung zu libidosteigernden Saftrezepten! In diesem umfassenden Leitfaden entdecken Sie eine Vielzahl köstlicher und nahrhafter Saftrezepte, die Ihre Libido steigern und Ihre sexuelle Vitalität verbessern sollen. Egal, ob Sie Ihr Liebesleben aufpeppen oder einfach Ihr allgemeines Wohlbefinden steigern möchten, diese Rezepte bieten eine natürliche und angenehme Möglichkeit, Ihre sexuelle Gesundheit zu unterstützen.

Jedes Rezept in diesem Leitfaden wird sorgfältig aus einer Kombination aus Obst, Gemüse und anderen Zutaten zusammengestellt, die für ihre libidosteigernden Eigenschaften bekannt sind. Von erfrischenden Zitrusmischungen bis hin zu reichhaltigen und dekadenten Kreationen ist für jeden etwas dabei. Und dank der leicht verständlichen Anleitung und hilfreichen Tipps zaubern Sie im Handumdrehen libidosteigernde Säfte.

Aber bevor wir uns mit den Rezepten befassen, werfen wir einen genaueren Blick auf die Inhaltsstoffe dieser Säfte und darauf, wie sie eine gesunde Libido unterstützen können:

1. Früchte: Früchte wie Erdbeeren, Wassermelonen und Feigen sind reich an Vitaminen, Mineralien und Antioxidantien, die zur Verbesserung der Durchblutung und zur Steigerung der sexuellen Funktion beitragen können.

2. Gemüse: Blattgemüse wie Spinat und Grünkohl stecken voller Nährstoffe, die die allgemeine Gesundheit und Vitalität unterstützen, darunter Magnesium und Folsäure, die für die sexuelle Gesundheit wichtig sind.

3. Kräuter und Gewürze: Zutaten wie Ingwer, Zimt und Ginseng werden in der traditionellen Medizin seit langem verwendet, um die Libido zu steigern und die sexuelle Leistungsfähigkeit zu verbessern.

4. Nüsse und Samen: Mandeln, Walnüsse und Kürbiskerne sind ausgezeichnete Quellen für essentielle Fettsäuren und Zink, die für die Hormonproduktion und die sexuelle Gesundheit wichtig sind.

Lassen Sie uns nun ohne weitere Umschweife einige verlockende Saftrezepte erkunden, die Ihre Libido mit Sicherheit in Schwung bringen werden:

1. Passion Punch: Diese belebende Mischung kombiniert Wassermelone, Erdbeeren und Minze für einen erfrischenden Geschmacksexplosion, perfekt für einen heißen Sommertag.

2. Sinnliche Zitrusfrüchte: Orangen, Grapefruits und ein Hauch Ingwer vereinen sich in dieser pikanten Mischung, die Ihre Sinne weckt und Ihre Libido wiederbelebt.

3. Exotisches Elixier: Versetzen Sie sich in ein tropisches Paradies mit dieser exotischen Mischung aus Ananas, Mango und Kokoswasser, angereichert mit einem Hauch Kurkuma für zusätzliche Würze.

4. Liebestrank: Gönnen Sie sich den dekadenten Geschmack von Schokolade und Kirschen mit diesem reichhaltigen und cremigen Smoothie, der ebenso köstlich wie libidosteigernd ist.

5. Vitality Booster: Beginnen Sie Ihren Tag mit dieser energiegeladenen Mischung aus Spinat, Grünkohl und Banane, vollgepackt mit Nährstoffen, die Ihren Körper mit Energie versorgen und Ihre sexuelle Vitalität steigern.

Denken Sie daran: Der Schlüssel zum Nutzen dieser libidosteigernden Säfte ist die Konsistenz. Wenn Sie sie zusammen mit einer ausgewogenen Ernährung und regelmäßiger Bewegung in Ihren Alltag integrieren, können Sie langfristig Ihre sexuelle Gesundheit und Ihr allgemeines Wohlbefinden unterstützen.

Saftrezepte zur Steigerung der Libido

1. Leidenschaftstrank: Ananas, Mango, Ingwer und Limette

2. Beerenglück: Blaubeeren, Himbeeren, Erdbeeren und Rote Bete

3. Zitrusschalen: Orangen, Grapefruits und Zitronen

4. Granatapfelkraft: Granatapfel, Kirschen und Apfel

5. Ingwergewürz: Karotten, Äpfel und frischer Ingwer

6. Wassermelonenwunder: Wassermelone, Gurke und Minze

7. Tropische Versuchung: Papaya, Kiwi und Ananas

8. Grüne Göttin: Spinat, Grünkohl, Apfel und Zitrone

9. Beet Boost: Rüben, Karotten und Orangen

10. Mango Magic: Mango-, Bananen- und Kokoswasser

11. Avocado-Traum: Avocado, Ananas und Spinat

12. Würzige Zitrusfrüchte: Orangen, Grapefruits, Ingwer und Cayennepfeffer

13. Karottenzauber: Karotten, Orangen und Ingwer

14. Gurkenkühler: Gurke, Sellerie, Apfel und Minze

15. Lemon Lime Delight: Zitrone, Limette, Honigmelone und Minze

16. Melonenmischung: Cantaloupe, Honigmelone und Wassermelone

17. Blueberry Blast: Blaubeeren, Banane und Mandelmilch

18. Cherry Cheer: Kirschen, Spinat und Ananas

19. Pfirsichgenuss: Pfirsiche, Mango und Kokoswasser

20. Apfel-Ambrosia: Äpfel, Trauben und Zimt

21. Kiwi-Kuss: Kiwi, Ananas und Spinat

22. Ananasparadies: Ananas, Kokoswasser und Minze

23. Basil Berry Breeze: Erdbeeren, Blaubeeren, Basilikum und Limette

24. Spinat-Überraschung: Spinat, Birne, Trauben und Zitrone

25. Grapefruit Glow: Grapefruits, Orangen und Erdbeeren

26. Kurkuma-Tonikum: Karotten, Orangen, Kurkuma und Ingwer

27. Minty Marvel: Äpfel, Gurken, Minze und Zitrone

28. Guava-Göttin: Guave, Mango und Papaya

29. Leidenschaftliche Birne: Birnen, Erdbeeren und Kiwi

30. Zimt-Sensation: Äpfel, Zimt und Honig

31. Zitronen-Ingwer-Elixier: Zitronen, Ingwer, Honig und Wasser

32. Raspberry Rapture: Himbeeren, Erdbeeren und Brombeeren

33. Karotten-Apfel-Crush: Karotten, Äpfel und Sellerie

34. Mango Mint Madness: Mango, Minze, Kokoswasser und Limette

35. Grünkohl-Kick: Grünkohl, Ananas und Orange

36. Berry Basil Blast: Blaubeeren, Erdbeeren, Basilikum und Kokoswasser

37. Orange Carrot Splash: Orangen, Karotten und Ingwer

38. Ananas-Papaya-Genuss: Ananas, Papaya und Mango

Diese köstlichen und nahrhaften Saftrezepte sind vollgepackt mit libidosteigernden

Zutaten, um Ihr Liebesleben aufzupeppen und Ihr Energieniveau wiederzubeleben. Genießen Sie diese erfrischenden Zubereitungen als Teil eines gesunden Lebensstils und profitieren Sie von gesteigerter Vitalität und sexuellem Wohlbefinden.

Warum also warten? Entdecken Sie noch heute diese köstlichen Saftrezepte und machen Sie den ersten Schritt zur Wiederherstellung Ihrer sexuellen Vitalität und zur Verbesserung Ihres Liebeslebens.

Prost 🥂 auf ein gesünderes und glücklicheres Leben!